굿바이 무릎통증

HIZA NO ITAMI GA TORETA ! ASHI GA RAKU NI NATTA !
ⓒ NITTOSHOINHONSHA CO.,LTD. 2007
Originally published in Japan in 2007 by NITTOSHOINHONSHA CO.,LTD.
Korean translation rights arranged through TOHAN CORPORATION, TOKYO. ,
and BC AGENCY, SEOUL

이 책의 한국어판 저작권은 BC 에이전시를 통한
저작권자와의 독점 계약으로 (주)코리아하우스콘텐츠에 있습니다. 저작권법에 의해
한국 내에서 보호를 받는 저작물이므로 무단전재와 복제를 금합니다.

무릎의 통증이 낫는다! **다리가 편해졌다!**

굿바이 무릎통증

감수 | 후쿠다 치아키
옮긴이 | 오경화

들어가며

무릎에 대한 감사의 마음을 잊지 않는다

감수자의 말씀

　과학은 진보하고 이제는 로봇이 외과수술을 하는 시대가 되었습니다. 그래도 인간의 무릎을 완벽하게 재현한 모든 기능을 갖춘 인공무릎은 여전히 만들어지지 않고 있습니다.
　걸을 때나 계단을 오르내릴 때 무릎은 몸의 무게를 지탱하며 이동하는 파워를 낳아줍니다. 자동차를 운전하며 액셀을 밟을 때, 바닥 위에서 가부좌를 틀 때 등 그 어떤 국면에서도 무릎은 그것에 적합한 각도로 구부러지고 무의식적으로 힘이 들어가는 정도를 조절합니다. 더욱이 점프를 할 때나 달릴 때의 착지 충격이 뇌에 진동을 주지 않도록 완충작용도 겸비하고 있습니다. 그런 작은 부위가 이만한 작용을 구비하고 있다니 무릎에 엄청난 부담이 가고 있다는 것을 쉽게 짐작할 수 있습니다. 하지만 무릎은 평소의 생활 속에서 앓는 소리 한 번 내지 않고 묵묵히 계속 일하고 있는 것입니다.

　인간은 원래 지면 위를 맨발로 걷도록 되어 있습니다. 그런데 현대사회에서는 콘크리트 위를 걸을 기회가 늘어났습니다. 심지어 바닥이 딱딱한 신발이나 하이힐을 신는 경우도 있습니다. 더구나 나잇살로 체중이 늘어나면 그것을 지탱하는 무릎은 여분의 작용까지 강요당하게 됩니다. 운동부족으로 다리의 근력이 저하되면 그만큼 무릎 관절에 실리는 무게가 늘어납니다.
　그런 무릎에 통증이 나타나는 것은 '나 좀 돌봐줘!' 라며 무릎이 보내는 SOS 신호입니다. 그러므로 무릎의 부담을 줄여주는 생활로 삶의 방식을 재검토해 보세요. 통증을 덜어주는 마사지나 경혈 자극도 시험해

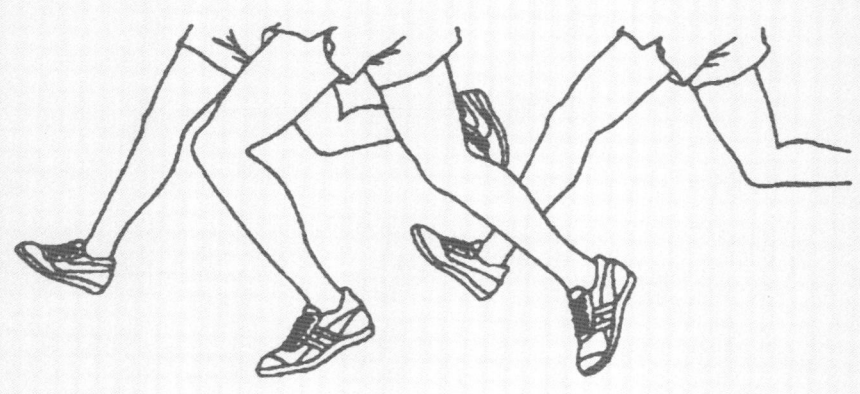

보는 것은 어떨까요? 주위 근육을 단련시키는 것도 계속해 보십시오. 무릎에 부담이 가는 운동이나 일하기 전의 워밍업, 과로했을 때의 케어 방법도 알아둬야 됩니다. 따뜻하게 해줘야 효과적일 때와 차갑게 해주는 편이 더 바람직한 때의 차이도 외워두면 도움이 됩니다. 통증이 나타난 직후와 오래 지속될 때는 어떠한 대처가 필요한지 올바로 파악해두는 것도 중요합니다.

이런 정보를 이 책에 가득 담아보았습니다. 페이지를 한 장 한 장 넘기는 사이에 무릎을 소중히 여기는 생활에 관심이 샘솟기를 기대해 봅니다. 그리고 뭔가 무릎에 좋은 일을 계속하다 보면 자신의 몸이 얼마나 귀한 것인지 느끼게 될 것입니다.

몸은 저절로 주어지는 것이 아니라 스스로 관리하며 활용하는 것입니다. 무릎은 자기 눈으로도 볼 수 있는 부위이기 때문에 관찰하기도 쉽고 마사지나 경혈 자극도 하기 편합니다. 상태를 지켜보며 온냉 자극을 해주다 보면 불안감 없이 통증이 누그러지는 경우도 많습니다. 통증이 나타났을 때 간편하게 무언가를 해줌으로써 통증을 줄일 수 있다면 얼마나 기쁜 일이겠습니까?

스스로 통증을 치료하며 가끔 무릎의 유능함을 다시 상기해 보세요. 이렇게 빼어난 작용을 하는 무릎이 이제까지는 무의식적으로 혹사당한 것입니다. 새삼스럽게 무릎에 감사를 할 수 있게 된다면 무릎통증과 만나게 된 것도 어쩌면 행운일지도 모릅니다. 무릎에 대한 감사는 몸에 대한 감사로 이어지고, 그것은 곧 살아있다는 것에 대한 실감과 행복으로 이어질 수도 있습니다.

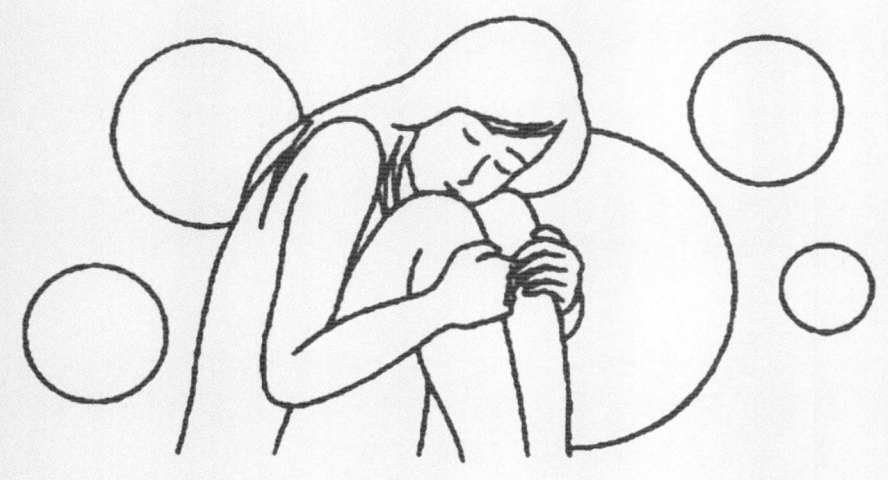

무릎통증을 한탄의 재료로 삼지만 말고 몸을 배려하는 기회로 만들 수 있다면 그 너머에 다양한 행복들이 기다리고 있을 것입니다. 무릎통증도 마냥 나쁜 일이나 곤란한 일인 것만은 아니랍니다.

후쿠다 치아키

C·O·N·T·E·N·T·S

들어가며 /
무릎에 대한 감사의 마음을 잊지 않는다 · 6

1 무릎통증의 경향과 대책 · 17

돌발성 무릎통증이란 · 18
돌발성 무릎통증은 이렇게 진행된다 · 20
만성 무릎통증이란 · 36
만성 무릎통증은 이렇게 낫는다 · 38
체험 칼럼 ① 이 점이 힘들었고, 이렇게 편해졌다 · 56

2 프로가 알려주는 「무릎통증 치료 39가지 방법」· 57

• 경혈요법으로 통증을 제거한다
혈을 정복한 치료법 · 58
경혈요법 A to Z · 60

가까운 곳에 굴러다니는 경혈요법 도구 · 63

① 위중(委中) · 66

② 특비(特鼻) · 67

③ 슬안(膝眼) · 68

④ 곤륜(崑崙) · 69

⑤ 혈해(血海) · 70

⑥ 양구(梁丘) · 71

⑦ 위양(委陽) · 72

⑧ 슬양관(膝陽關) · 73

⑨ 곡천(曲泉) · 74

⑩ 음릉천(陰陵泉) · 75

⑪ 족삼리(足三里) · 76

⑫ 용천(湧泉) · 77

• 온냉요법으로 통증을 제거한다

온냉요법이란 · 78

① 증기의 열로 따뜻하게 해준다 · 80

② 집에서 만드는 스팀타월 · 82

③ 곤약 온습포 · 84

④ 생강 온습포 · 86

⑤ 목욕으로 따뜻하게 해준다 · 89

⑥ 얼음이나 아이스 팩으로 차갑게 해준다 · 91

• 마사지로 통증을 제거한다
마사지를 통한 치료법 · 94
살을 문지르는 경찰(輕擦)요법 · 96
근육을 주무르는 유날(柔捏)요법 · 98
허벅지 마사지 · 100
종아리 마사지 · 103
무릎 주변 마사지 · 106

• 몸을 움직이며 치료한다
누워서 대퇴사두근을 단련한다 · 108
의자에 앉아서 대퇴사두근을 단련한다 · 110
바닥에 앉아서 대퇴사두근을 단련한다 · 112
드러누워 근육 강화 · 114
옆으로 돌아누워 근력 강화 · 116
엎드려 근육 강화 · 118
일상생활 속에서도 할 수 있는 O다리 교정법 · 120
종아리부터 발목까지 스트레칭 · 122
자기 전의 스트레칭 · 124
워킹의 권장 · 126

- **키네시오 테이프로 통증을 제거한다**

키네시오 테이프의 사용법 · 128

O다리에 잘 듣는 테이핑 방법 · 132

류머티즘에 잘 듣는 테이핑 방법 · 134

반월판에 잘 듣는 테이핑 방법 · 136

인대 손상에 잘 듣는 테이핑 방법 · 138

- **몸을 쉬어주며 치료한다**

쾌적하게 잔다 · 140

색깔과 향기의 활용 · 142

한 잔의 핫밀크 · 144

삼림욕 · 146

체험 칼럼 ② 이 점이 힘들었고, 이렇게 편해졌다 · 148

3 이로워 보이지만 오히려 마이너스인 치료법 · 149

아프기 시작하면 바로 서포터 · 150

계단은 난간을 이용하지 않고 올라간다 · 152

좌식 방에서 일상생활 · 153

다리를 단련하기 위해 지팡이는 쓰지 않는다 · 154

아프자마자 바로 온천 · 156
무작정 독자적인 스타일의 마사지 · 158
헐렁한 신발은 무릎에 가는 부담이 적다 · 160
무릎 밑에 베개를 깔고 잔다 · 162
체험 칼럼 ③ 이 점이 힘들었고, 이렇게 편해졌다 · 164

4 무릎을 지키는 일상생활의 요령 · 165

잘 때 · 166

일어날 때 · 168

세면대에서 · 169

용변 볼 때 · 170

몸단장 할 때 · 172

외출할 때 · 174

계단 오르내리기 · 176

걷기 힘들 때 · 177

자전거 타기 · 178

밥 먹을 때 · 179

실내에서 신는 신발 · 180

집안일 할 때 · 181

물건이나 사람을 들어올릴 때 · 184

목욕할 때 · 186

운동이나 마당을 손질할 때 · 187

체험 칼럼 ④ 이 점이 힘들었고, 이렇게 편해졌다 · 188

5 무릎통증의 메커니즘 · 189

이래서 무릎이 아프다 · 190

이렇게 하면 무릎통증이 낫는다 · 194

무릎통증의 경향과 대책

통증, 시기, 성질 별로 적절한 요법과 처방시간까지 게재
Dr. 치아키의 추천 요법

- ●돌발성 무릎통증이란
- ●돌발성 무릎통증은 이렇게 진행된다
- ●만성 무릎통증이란
- ●만성 무릎통증은 이렇게 낫는다

'아뿔싸', '아이고, 맙소사!'

한 순간에 일어나는 통증
돌발성 무릎통증이란

이런 때에 일어나기 쉽다

- 몸의 균형을 잃고 무리하게 버텼을 때
- 무릎에 강한 외력이 가해졌을 때
- 억지로 가동역을 뛰어넘을 만큼 움직였을 때

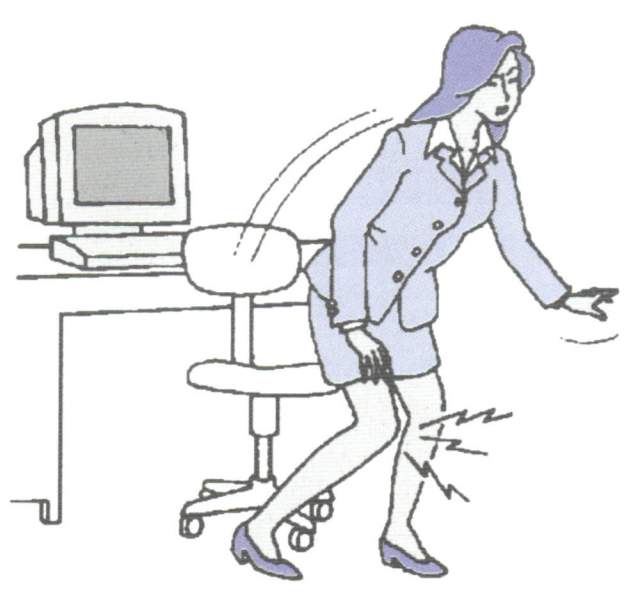

이런 타입이 쉽게 걸린다

- 1~2개월 사이에 3kg 넘게 체중이 불어난 사람
- 예전에 정기적으로 운동을 했던 사람
- 장기간 일정 자세로 일하는 사람
- 생활 패턴에 무리가 있는 사람
- O다리가 심한 사람

급성 무릎통증은 어디에서 오는가?

무릎은 관절입니다. 뼈, 연골, 인대 등으로 구성되어 있습니다. 그렇다면 무릎통증이란 어디에서 오는 통증일까요?

그 중 하나는 뼈에서 오는 통증입니다. 무릎 관절 속에 있는 연골이 닳거나 빠진 연골 파편이 어딘가에 꽂혀서 통증이 생겨납니다. 심지어 연골뿐만 아니라 단단한 뼈까지 변형되는 경우가 있습니다.

인대에서 오는 통증도 있습니다. 이것은 운동 때문에 다치는 경우가 많은 부위입니다. 인대는 무릎이 앞·뒤·좌·우로 밀리지 않도록 사방에서 지탱해주는 띠 모양의 조직입니다. 이것이 다른 방향으로 무리하게 잡아당겨지거나 조직의 일부가 단열되면 통증이 생겨납니다. 심할 때는 조직이 완전히 끊어지는 경우도 있습니다.

관절 속의 조직에서 오는 통증도 있습니다. 슬개골과 그 상하에 있는 다리뼈 사이에는 쿠션이나 윤활유 역할을 하는 주머니가 있습니다. 이 안에는 액체가 고여 있는데, 그 액체가 필요 이상으로 고이게 되면 동작의 불편함, 통증이 생겨납니다. 그 밖에 근력저하나 몸의 비틀림 등도 통증의 요인이 됩니다.

돌발성 무릎통증은 이렇게 진행된다

지금 — 그 자리에서 안정을 취해주고 귀가방법을 생각한다.

⬇

당일 — 안정을 취하며 냉찜질을 해준다.

⬇

2~3일 후 — 열이 있으면 식혀주고 없으면 따뜻하게 해준다.

⬇

1주일 후 — 두 다리를 균등하고 균형 있게 사용한다.

⬇

10일~2주일 후 — 근력을 늘이고 일상적인 행동을 재검토한다.

한마디 더

PRICE 원칙이란?

근육이나 관절의 갑작스러운 통증 대처에는 P.R.I.C.E라는 원칙이 있습니다. 이것은 5가지 처방의 머리글자를 연결한 이름입니다.

P는 '보호(Protection)'를 말하며 붕대나 삼각건 등을 이용해 지금보다 더 다치지 않도록 환부를 보호하는 것입니다. R은 '휴식(Rest)'을 가리키며 부위를 움직이지 않고 쉬어주는 것을 말합니다. I의 '아이스(Ice)'는 얼음을 이용해 환부를 차갑게 해주는 것. 장시간 차갑게 해주는 것이 아니라 1번에 15분, 휴식을 끼워 넣었다가 다시 차갑게 해줍니다. C의 '압박(Compression)'은 붕대 등을 짱짱하게 감아 환부가 붓지 않도록 해주는 것입니다. E의 '올리다(Elevation)'는 환부를 심장보다 높이 두는 것을 말합니다.

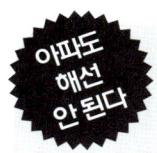

●목욕이나 손난로로 따뜻하게 해준다

염증에 의한 통증인 경우, 대부분의 환부에는 열이 나므로 역효과가 납니다.

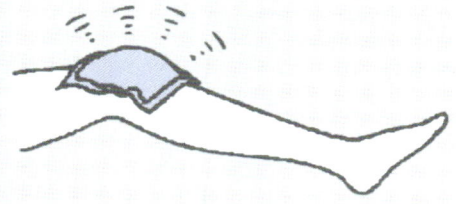

●환부를 직접 만지는 마사지

환부나 그 주변 근육, 신경을 다친 경우 통증만 키우게 됩니다.

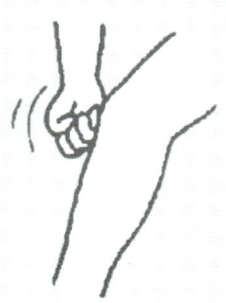

●계속 차갑게 해준다

적당한 냉찜질은 붓기나 부종을 막아주지만 장시간 차갑게 해주면 혈액 순환이 나빠집니다.

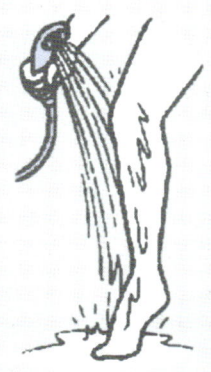

돌발성 무릎통증 | **당일** ▶ 2~3일 후 ▶ 1주일 후 ▶ 10일~2주일 후 ▶ 이후

걸을 수가 없다, 불안하다, 어떻게 하지?

5분 쉬어주고 귀가하거나 병원으로

안정을 취하며 차갑게 해준다

갑작스러운 통증에는 '안정'과 '냉찜질' 처방이 가장 좋습니다. 기본적으로는 집에서 쉬어주고 냉찜질을 했는데도 통증이 심해진다면 병원으로. 당일은 목욕을 피하되 부득이 몸을 씻어야겠다면 가볍게 샤워 정도만 하세요.

통증을 덜어주는 자세

반듯이 눕는다

반듯이 눕는 것이 가장 편한 자세입니다. 우선은 자신이 '편하다'라고 여기는 자세를 취해보세요. 그 후 무릎을 펼 것인지 구부릴 것인지, 위로 향할 것인지 옆으로 쓰러뜨릴 것인지는 상태를 봐가면서 생각하세요.

한마디 더

무릎이 심장보다 더 높이 오도록 눕습니다. 심장보다 낮으면 무릎에 혈액이 잘 흘러들어가 쿡쿡 쑤시는 통증이 더 커집니다.

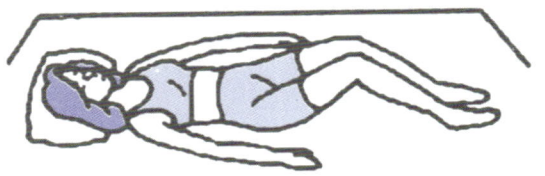

무릎 뒤에 물건을 깐다

무릎을 구부려서 통증이 가라앉거든 무릎 뒤에 물건을 깔아주면 더욱 편해집니다. 우선 타월이나 쿠션 등과 같이 부드러운 물건을 깔아보고 통증이 느껴지면 잡지처럼 단단한 물건을 까세요.

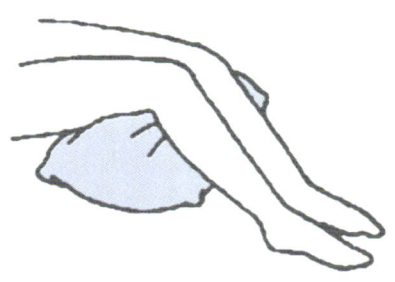

 한마디 더

기준은 자신의 감각입니다. 둘 다 아프면 아무것도 깔지 말고 드러누우세요.

무릎이 높이 오도록 앉는다

외출한 곳에서는 드러누울 수가 없습니다. 그런 경우에는 무릎을 심장보다 더 높이 올려주며 앉으세요. 받침대 등에 다리를 얹고 무릎을 펼 것인가 구부릴 것인가는 스스로 편한 쪽을 택하면 됩니다.

 **Dr. 치아키의 추천요법**

집에서
2시간 간격으로 17분 처방
- 냉찜질(P.91) 15분
- 용천(湧泉) 경혈(P.77) 1분
- 곤륜(崑崙) 경혈(P.69) 1분
- 이것을 2시간 간격으로 반복한다.

실외에서
합계 22분~
- 안정 5분
- 냉찜질(P.91) 15분
- 용천(湧泉) 경혈(P.77) 1분
- 곤륜(崑崙) 경혈(P.69) 1분
- 집이나 병원으로

통증을 덜어주는 냉찜질 방법

무릎 전체를 차갑게 해준다

얼음을 넣은 비닐봉지나 냉각팩을 타월로 싸줍니다. 무릎 전체를 감싸듯이 타월로 묶고 15분 정도 차갑게 찜질해주세요.

한마디 더
냉찜질 시간은 2시간 간격으로 15분 정도, 하루에 4~8번 정도 해주세요.

시중에서 판매되는 냉습포나 콜드스프레이로

환부를 '염증 진통제'나 '냉각'이라고 적혀 있는 파스나 스프레이로 차갑게 해주세요.

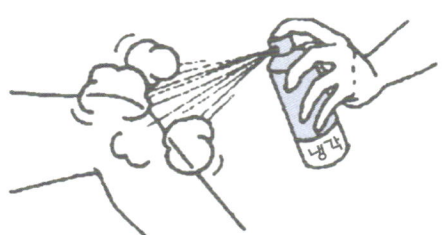

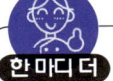 **한마디 더** 이런 장소에서 아프기 시작하면

골목길에서

구석자리로 가서 앉습니다. 아픈 무릎을 핸드타월이나 손수건으로 묶어 붓기나 부종을 억제하세요. 가급적 캔 음료 등으로 차갑게 해주고 무릎을 심장보다 더 높이 올려주세요.

5분 정도의 휴식 후
▶통증이 완화되면 집으로
▶식은땀이 나면 병원으로

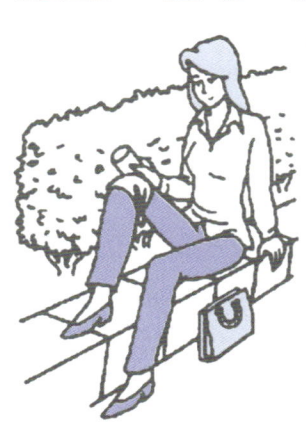

돌발성 무릎통증　당일 ▶ **2~3일 후** ▶ 1주일 후 ▶ 10일~2주일 후 ▶ 이후

걷기 힘들다, 지친다, 통증이 심해질까 봐 두렵다

무릎과 멀리 떨어진 근육을 가볍게 풀어준다

차갑게 해주는 요법에서 따뜻하게 해주는 요법으로

2~3일 지나고 나면 통증이 어느 정도 가십니다. 아픈 부위나 통증을 유발하는 행동도 자연스럽게 알게 됩니다. 이맘때가 되고도 통증이 가시지 않거나 반대로 심해지면 반드시 병원에 가보세요.

초조한 마음을 안정시킨다

아픈 동작을 알아본다 · 구부렸다가 폈다가

무릎을 가볍게 구부렸다가 폈다 해보세요. 근육이 원인인지 무릎 관절 내부인지, 아니면 무릎 앞뒤의 인대인지 아픈 부위와 조직을 어느 정도 알 수 있습니다.

1. 무릎통증의 경향과 대책　**25**

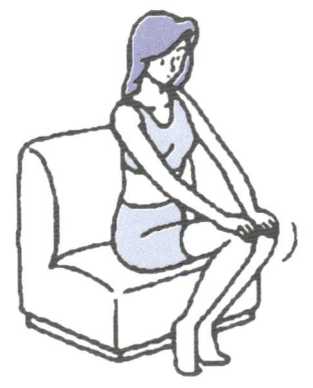

아픈 동작을 알아본다 · 비트는 동작

양손으로 무릎을 감싸고 가볍게 좌우로 비틀어보세요. 너무 많이 비틀지 않도록 주의해야 됩니다. 이것으로 무릎통증의 원인이 되는 부위를 짐작할 수 있습니다.

차갑게 해줄 것인가, 따뜻하게 해줄 것인가

목욕을 하면서 무릎을 따뜻하게 해보세요. 통증이 느껴지면 곧바로 차갑게 해주는 요법으로, 기분이 편안하면 따뜻하게 해주는 요법으로 전환하세요.

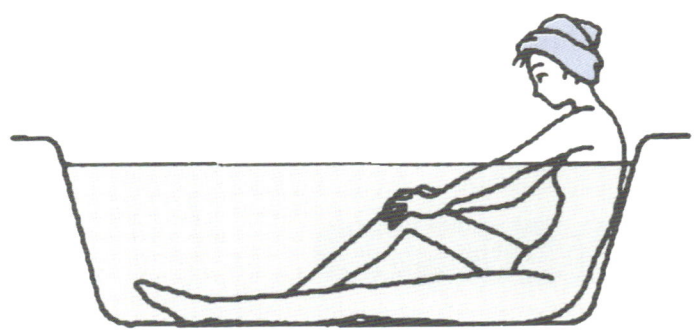

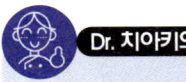 **Dr. 치아키의 추천요법**

합계 45분~
- ▶목욕(P.89) 30분
- ▶무릎 주변 마사지(P.106) 15분
- ▶몸이 냉해지지 않도록 주의

합계 35분~
- ▶스팀타월(P.82)이나 생강 온습포(P.86) 30분
- ▶가벼운 마사지(P.96) 5분
- ▶치료법 실시 후 무릎이 냉해지지 않도록 주의

따뜻하게 해주었는데 기분이 편하다면

목욕과 스팀타월

목욕이나 스팀타월 등은 따뜻하기 해줘서 혈액 순환을 좋게 해주는 방법입니다. 단, 통증이 강해지면 바로 중단하고 냉찜질 요법으로 전환하세요.

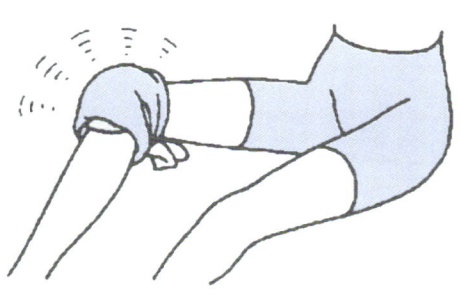

허벅지와 종아리를 마사지

허벅지와 종아리를 중심으로 마사지를 해줍니다. 무릎을 직접 만지는 경우에는 가볍게 문지르는 정도로만 하세요.

 **한마디 더** 이런 장소에서 아프기 시작하면

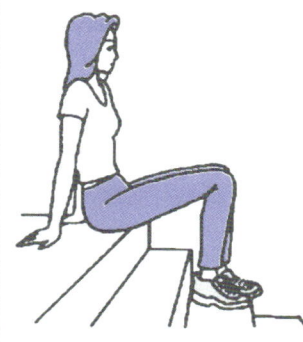

계단에서

가급적 앉아서 쉬세요. 조금이라도 통증이 안정되면 평평한 장소로 이동합니다. 내려가는 계단에선 아픈 다리부터, 올라가는 계단에선 안 아픈 다리부터 움직이세요.

5분 정도의 휴식 후
▶ 통증이 완화되면 집으로
▶ 식은땀이 나면 병원으로

| 돌발성 무릎통증 | 당일 ▶ 2~3일 후 ▶ **1주일 후** ▶ 10일~2주일 후 ▶ 이후 |

통증이 남아있다, 빨리 치료하고 싶다

허리에 무리한 동작을 시키지 않는다
하루의 피로를 완전히 풀어준다

1주일 정도 지나면 좌불안석이던 통증에서 구체적인 동작만의 통증으로 변해갑니다. 단, 무리는 금물. 일을 할 때나 가사를 할 때는 서포터나 *키네시오 테이프로 근육과 자세를 보조해 주세요.

*키네시오 테이프 요법 : 근육테이핑 요법. 키네시올로지(kinesiology), 즉 신체운동을 역학적으로 연구하는 학문을 기반으로 테이프나 붕대 등을 사용하여 신체의 해부학적 특성, 운동기능적 특성, 각 부위의 크기와 형태 등을 고려하여 감아 주는 처치법. 키네시오 테이프는 약국 등에서 판매 중.

별 생각 없는 동작에 주의를 기울인다

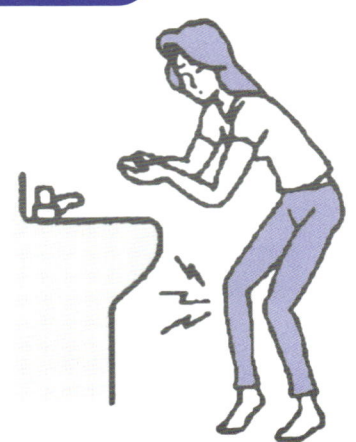

집안에서
자고 일어나기나 몸단장, 식사 등처럼 별로 대수롭지 않은 일상적인 행동에 특히 위험이 도사리고 있습니다.

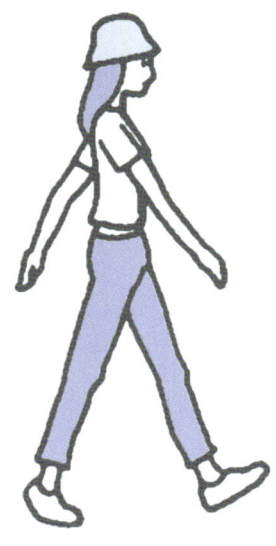

외출할 때는

서포터나 키네시오 테이프를 붙여서 무릎에 부담을 주지 않도록 하세요.

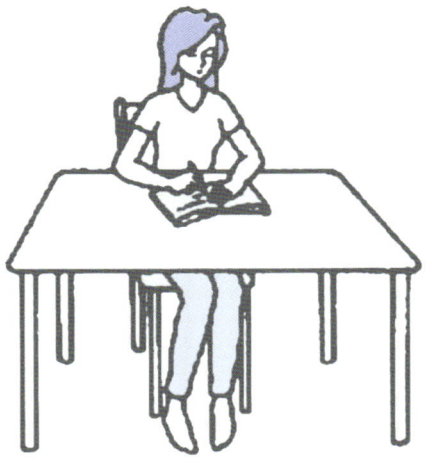

일할 때는

습관적인 동작이 반복되는 직무나 가사에는 재발을 야기하는 위험성이 숨어 있습니다. 귀찮아하지 말고 평소의 행동을 재확인하세요.

실내화(P.180),
주부의 일(P.181~)

 Dr. 치아키의 추천요법

단시간에 몸을 케어
합계 34분~
▶목욕(P.89) 30분
▶스트레칭(P.122~P.125) 총 4분

근육도 단련하기 시작한다
합계 64분~
▶목욕(P.89) 30분
▶마사지(P.94~P.107) 30분
▶허벅지를 단련한다(P.108) 2분
▶종아리를 단련한다(P.118) 2분

1. 무릎통증의 경향과 대책 **29**

무릎을 지지해주는 근육과 인대를 서포트 & 케어

키네시오 테이프와 서포터

무릎을 지탱해줄 만한 근육이 붙을 때까지는 키네시오 테이프나 서포터로 보조해 주세요. 단, 너무 의존하는 것은 엄금. 서포터는 자기 전이나 휴식 중에는 가급적 풀어주세요.

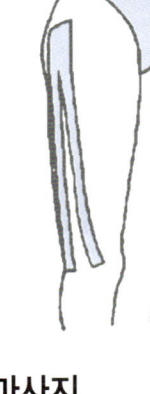

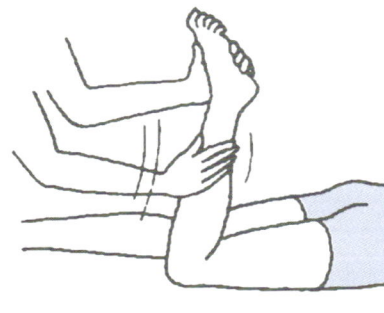

목욕과 마사지

하루의 피로가 다음 날까지 넘어가지 않도록 하세요. 그러기 위해선 몸이 훈훈해질 정도의 목욕을, 또한 피로가 심한 경우에는 마사지나 스트레칭을 해줍니다.

 **한마디더** 이런 장소에서 아프기 시작하면

교통수단 안에서

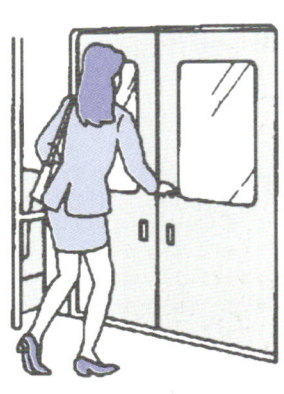

시간에 여유를 두고 살살 문 쪽으로 이동하세요. 두 다리로 걸을 수 없는 경우에는 손잡이를 잡고 아픈 다리 쪽은 발끝으로만 이동하세요.

(교통수단에서 내려서)
5분 정도의 휴식 후
▶통증이 완화되면 회사나 집으로
▶식은땀이 나면 병원으로

| 돌발성 무릎통증 | 당일 ▶ 2~3일 후 ▶ 1주일 후 ▶ **10일~2주일 후** ▶ 이후 |

반대쪽 다리에 피로가 쌓일 즈음

근육 강화가 재발의 원인이 되어선 X

두 다리를 보호해주며 근육을 단련한다

돌발성 무릎통증은 10일에서 2주일이 지나면 거의 사라집니다. 하지만 안심할 순 없습니다. 이대로 놔두면 재발 위험도 있기 때문입니다. 이 무렵부터는 서서히 예방 운동을 도입하세요. 근육을 단련하거나 평소 행동을 개선하는 등 하기 쉬운 것부터 시작하세요.

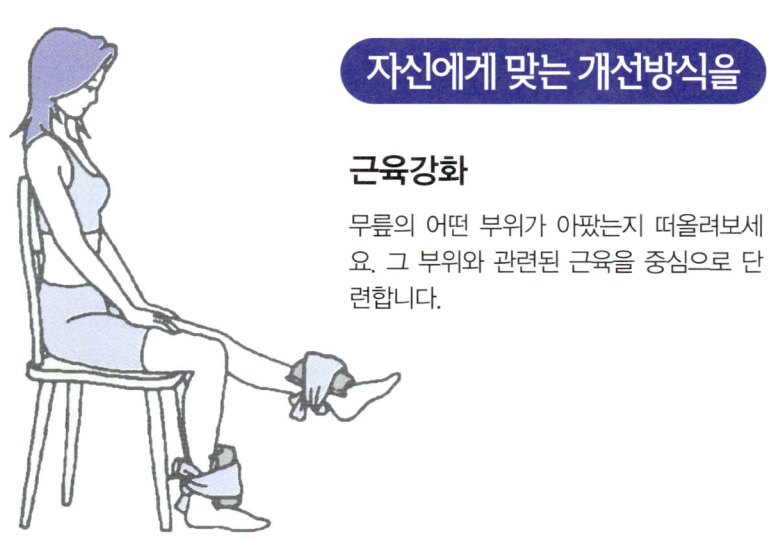

자신에게 맞는 개선방식을

근육강화

무릎의 어떤 부위가 아팠는지 떠올려보세요. 그 부위와 관련된 근육을 중심으로 단련합니다.

자세를 바로잡는다

올바른 자세를 익히면 무릎에 가는 부담이 줄어듭니다. 더욱이 보기도 좋거니와 노화도 방지해줍니다.

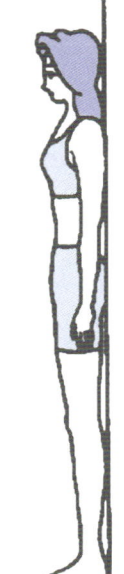

도구에도 배려를 기울인다

신발이나 침대 등 일상적으로 사용하는 물건을 재검토해 보세요. '애착'이나 '사용감'도 중요하지만 그것 때문에 무릎이 아프다면 무슨 소용이겠습니까?

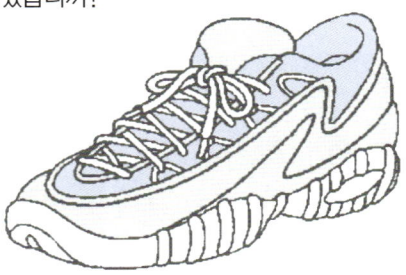

 Dr. 치아키의 추천요법

트레이닝 40%, 케어 60%
합계 40분~
- ▶허벅지(P.112) 2분
- ▶허벅지 안쪽(P.116) 2분
- ▶허벅지 뒤쪽(P.118) 2분
- ▶목욕(P.89) 30분
- ▶스트레칭(P.122~P.125) 총 4분

트레이닝 70%, 케어 30%
합계 44분~
- ▶허벅지(P.114) 2분
- ▶허벅지 안쪽(P.116) 2분
- ▶허벅지 뒤쪽(P.118) 2분
- ▶종아리(P.120) 2분
- ▶허벅지 앞쪽(P.110) 2분
- ▶스트레칭(P.122~P.125) 총 4분
- ▶목욕(P.89) 30분

피로가 쌓이지 않도록 단련한다

무리하면 헛수고다

근육을 단련하기 시작하면 횟수만 신경 쓰기 십상입니다. 하지만 계속 무리하다 보면 오히려 무릎통증을 유발하는 근력 강화로 전락합니다.

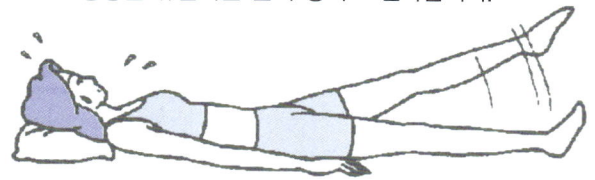

한도는 스스로 정한다

몸의 컨디션이나 피로도는 날마다 다릅니다. 정해둔 횟수를 반드시 소화하는 데에 연연하지 말고 통증이나 괴로움이 느껴지면 바로 중단하세요. 이튿날 근육통이 일어나는 것은 그 전날 무리를 했다는 증거입니다.

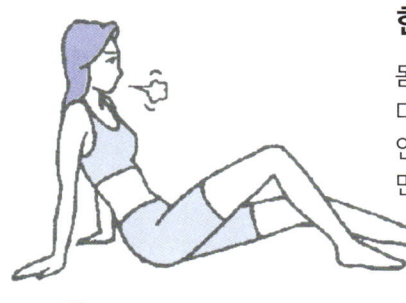

 **한마디 더** 이런 장소에서 아프기 시작하면

화장실에서

좌변기인 경우에는 그대로 앉아계세요. 통증이 가시지 않으면 변기 뚜껑을 닫고 아픈 다리 쪽 무릎을 구부려서 올립니다. 와변기인 경우에는 아픈 쪽 다리를 구부리며 바닥에 앉으세요.

5분 정도의 휴식 후
▶ 통증이 완화되면 회사나 집으로
▶ 식은땀이 나면 병원으로

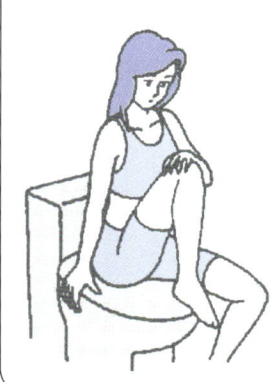

돌발성 무릎통증 | 당일 ▶ 2~3일 후 ▶ 1주일 후 ▶ 10일~2주일 후 ▶ **이후**

우선은 안심, 두 번 다시 경험하고 싶지 않다

만성만은 되고 싶지 않다
만성예방 3대 요소

만성화를 방지하려면 '무릎에 부담을 주지 않는다', '무릎을 지탱해주는 근력을 키운다', '피로는 그날 내로 풀어준다' 를 규칙적으로 실행해주기만 하면 됩니다. 이제껏 자신에게 무엇이 충분했고 무엇이 부족했는지 생각해서 해야 될 일을 습관화해 나가세요.

부담을 덜어준다

● **올바른 자세를 익힌다**
   → 자는 방법(P.166)
   → 일어나는 방법(P.168)
   → 앉는 방법(P.179)

● **관절을 보호한다**
   → 키네시오 테이프(P.128~P.139)

● **일상생활을 재검토한다**
   → 용변(P.170)
   → 몸단장하는 방법(P.172)
   → 외출할 때(P.174)
   → 난간을 이용한다(P.176)

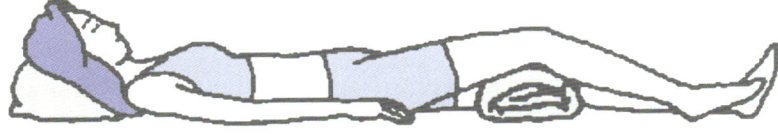

근력을 키운다

●매일 할 수 있는 운동
→ 다리 근육의 강화(P.108~P.121)

●가끔은 스포츠도
→ 스포츠의 요령(P.187)

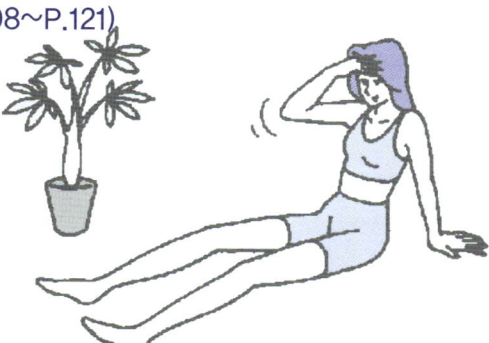

피로회복

●아플 것 같으면
→ 혈을 누른다(P.66~P.77)
→ 따뜻하게 해준다(P.80~P.88)

●집에서 매일
→ 목욕(P.89, P.186)
→ 스트레칭(P.122~P.125)

예방과 응급처치법

●가끔은 하고 싶다
→ 마사지(P.94~P.107)
→ 삼림욕(P.146)

●알아두고 싶은 긴급 상황시의 처치
→ 차갑게 해준다(P.91)
→ 수면(P.140)
→ 핫밀크(P.144)

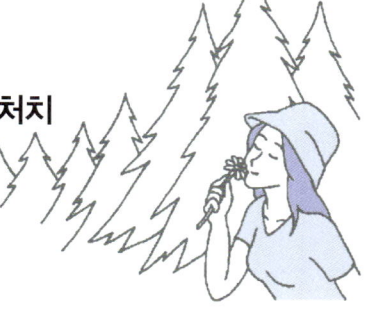

계속 부담을 안겨준 대가

뻐거덕거리는 듯한 뻐근함, 묵직함
만성 무릎통증이란

이렇게 해서 일어난다

- 자세나 움직임의 오랜 습관에 의한 육체적 변화
- 나이가 들면서 오는 육체적 변화
- 무릎을 혹사시키고 있다

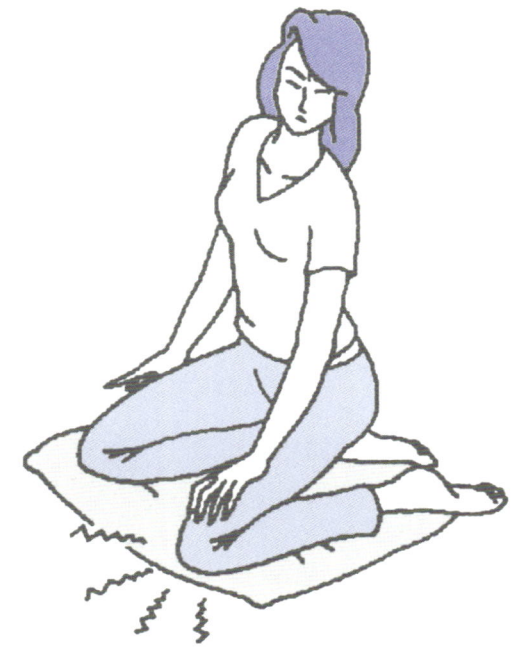

이런 타입이 쉽게 걸린다

- 체중이 무거운 사람
- 직업상 무거운 물건을 운반하는 사람
- 장시간 계속 서있는 사람
- O다리를 가진 사람
- 정좌를 할 기회가 많은 사람

만성 무릎통증의 원인

첫째는 근육의 약화입니다. 근육이 약해지면 다리 힘만으로는 몸을 지탱할 수 없게 됩니다. 그러면 무릎 관절의 일부에 무게가 집중되어 허벅지 뼈와 종아리 뼈 사이에 있는 연골이 닳게 됩니다. 심해지면 뼈와 뼈가 직접 부딪쳐서 무릎에 하중이 실리는 것만으로도 통증이 시작됩니다.

그대로 방치해두면 뼈의 일부가 벗겨지거나 뼈가 변형되는 등 더 강한 통증이 생겨납니다.

무릎이 저절로 안쪽으로 기우는 O다리인 사람이나 운동으로 무릎을 빈번하게 사용하는 사람도 같은 증상을 일으킵니다.

뼈가 부러졌다, 인대가 늘어났다, 인대가 파열됐다 등과 같은 옛날의 부상도 만성적인 통증의 원인이 됩니다. 늘리거나 수축시키는 특정 동작에 약해졌기 때문입니다. 특정 동작을 과도하게 하면 무릎에 부담이 가서 염증을 일으키게 됩니다. 또한 물이 고이는 사람도 있습니다.

다른 원인으로는 뼈의 질환이나 류머티즘에서 오는 통증, 통풍 등이 있습니다.

만성 무릎통증은 이렇게 낫는다

● 통증의 정도에 따라 매일 처방을 바꾼다
통증이 심한 날 : 특별히 치료법을 쓰지 말고 안정을 취한다.
통증이 없는 날 : 무릎을 지탱해주는 허벅지나 종아리 근육을 키운다.
통증의 조짐이 있는 날 : 스트레칭이나 혈을 눌러준다.

● 그 날의 피로를 몸에 쌓아두지 않는다
통증이 느껴지면 바로 : 혈을 누르거나 스트레칭 또는 마사지를 한다.
하루의 끝에서 : 스트레칭이나 목욕으로 혈액순환을 좋게 해주고 근육을 풀어준다.

● 몸의 신진대사를 활성화 시킨다
다리를 사용한다 : 엘리베이터보다는 계단을, 자동차보다는 보행을
때로는 운동 : 워킹이나 수중 보행 등

한마디 더

타입 별, 이래서 아프다

직립 시 무릎에 가는 부담을 1로 가정했을 때, 걸으면 그 부담이 2~3배로도 늘어나고, 체중이 3kg 늘어나면 걷는 것만으로 6~9kg의 무게가 더해집니다. 그 결과 무릎을 지탱하는 근육의 부담이 커지고 온전히 지탱하지 못하는 경우에는 뼈와 연골에 과도한 부담이 갑니다. 무거운 물건을 운반하는 사람도 체중증가의 이유와 마찬가지입니다. 장시간 계속 서있는 사람은 혈액이 발끝에 고이기 십상이고, 혈액순환이 둔해져서 근육에 피로가 쉽게 쌓입니다. O다리는 앞에서 말한 '만성 무릎통증의 원인'과 같습니다. 정좌는 허벅지 근육이나 무릎 주변의 인대를 비틀어 그 위에 체중을 얹는 것이기 때문에 어느 순간 갑자기 인대나 근육을 다치기 쉽습니다.

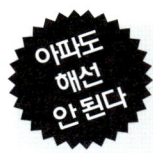
아파도 해선 안 된다

●지나치게 차갑게 해준다

냉찜질은 염증을 억제하고 통증이 커지는 것을 막아줍니다. 하지만 2시간에 15분 정도의 기준치를 넘기면 너무 냉해져서 혈액순환이 나빠져 묵직함이나 뻐근함을 느끼게 됩니다.

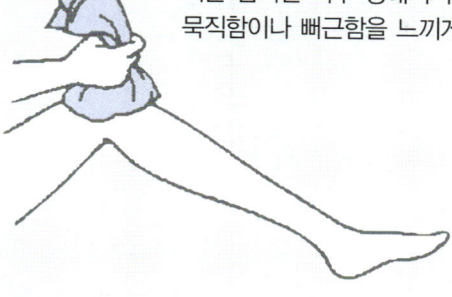

●너무 따뜻하게 해준다

따뜻하게 해주면 혈액순환이 좋아지지만 무릎의 상태에 따라선 붓기나 부종을 키우게 됩니다.

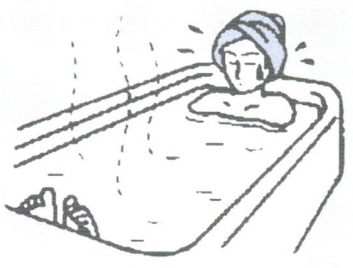

●너무 강한 마사지

'강할수록 효과가 있다'라고 생각하기 십상인데 그것은 착각입니다. 강한 자극 때문에 근육이 상하거나 혈관이 찢어질 수도 있습니다.

| 만 성 무 릎 통 증 | **아프다** ▶ 뻐근하다·묵직하다 ▶ 뭉치다 |

움직여도, 가만히 있어도 아프다

차갑게 해주고, 통증이 가시면 병원으로
만성 무릎통증

통증에도 돌발성처럼 아예 움직일 수 없는 통증과 묵직하고 뭉근한 통증 2종류가 있습니다. 만성화된 통증은 다양한 요인이 중첩되어 있는 경우도 있어 한 가지 처방만으로는 완치되지 않는 경우가 있습니다. 임기응변을 발휘해 통증방식에 따라 처방을 바꿔보세요.

예방운동은 통증 정도에 따라서

심한 통증이 밀려올 때는 체조나 스트레칭, 온냉요법 등은 중단하고 때때로 냉찜질을 해주며 안정을 취하세요. 운동 등은 통증이 가신 다음에 재개하세요.

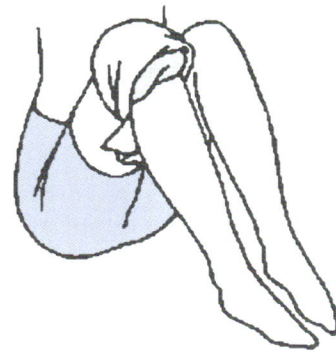

차갑게 해줄 것인가, 따뜻하게 해줄 것인가

심한 통증일 때는 차갑게 해주며 안정을 취하고, 뭉근한 통증일 때는 따뜻하게 해주세요.

외출할 때는 키네시오 테이프

통증이 심할 때는 가급적 외출을 피하세요. 도저히 쉴 수 없을 때는 키네시오 테이프나 서포터로 근육을 보조해 주세요.

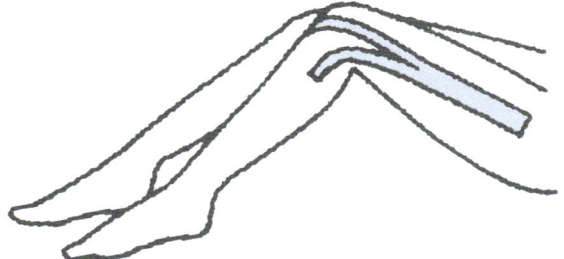

 Dr. 치아키의 추천요법

격심한 통증에는
2시간 간격으로 17분 처방

▶냉찜질(P.91) 15분 ▶용천(湧泉) 경혈(P.77) 1분 ▶곤륜(崑崙) 경혈(P.69) 1분
▶이것을 2시간 간격으로 반복한다.

뭉근한 통증에는
합계 35분~

▶외출할 때 키네시오 테이프(P.132~) ▶귀가 후에 목욕(P.89) 30분 ▶가벼운 마사지(P.100) 5분 ▶무릎이 냉해지지 않도록 주의한다.

만성 무릎통증 　아프다 ▶ **뻐근하다 · 묵직하다** ▶ 뭉치다

정신적으로도 우울해지는 불쾌감

따뜻하게 해주고
경우에 따라서는 예방운동도

만성 무릎통증의
뻐근함 · 묵직함

위화감이 느껴지는 무릎을 자꾸 감싸주는 상태가 계속되면 근육에 피로가 쌓입니다. 이것이 바로 뻐근함과 묵직함의 원인입니다. 또한 무릎 주변의 인대나 작은 근육의 피로도 짐작할 수 있습니다. 이러한 경우에는 혈액순환을 활성화해 주세요. 따뜻하게 해주거나, 풀어주거나, 혈을 누르는 치료법 등이 최적입니다.

따뜻하게 해주고
편안한 안식을

묵직함이나 뻐근함을 제거할 때는 몸을 따뜻하게 해주는 것이 최고입니다. 스트레스에서 오는 경우에는 향이나 음악, 색채 등의 오감에 호소하는 정신적인 휴식을 권장합니다.

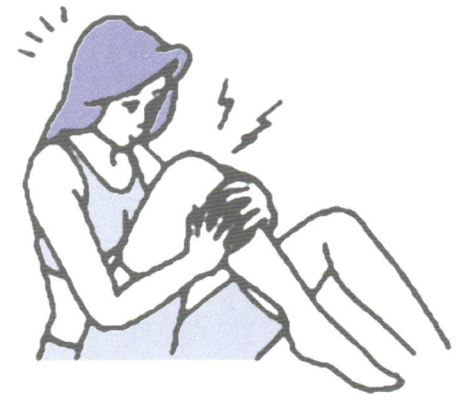

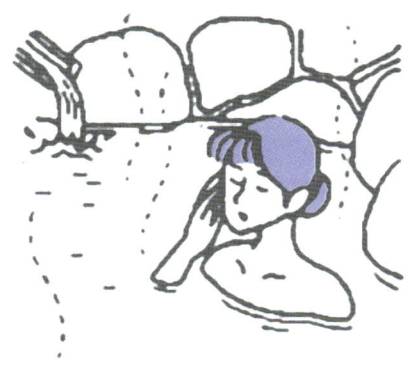

온천요법은 주의할 것

'몸의 피로를 풀어주는 곳 = 온천' 도 물론 잘못된 생각은 아닙니다. 하지만 '무릎의 뻐근함이나 묵직함을 풀어주는' 경우, 몇 번이나 반복적으로 탕에 몸을 담그는 온천요법은 오히려 역효과를 가져옵니다.
(자세한 설명은 P.157)

외출할 때는 서포터

냉증을 방지하려면 '보온용' 서포터를 착용하세요. 내복이나 스키용 타이즈는 더 높은 보온효과가 있습니다.

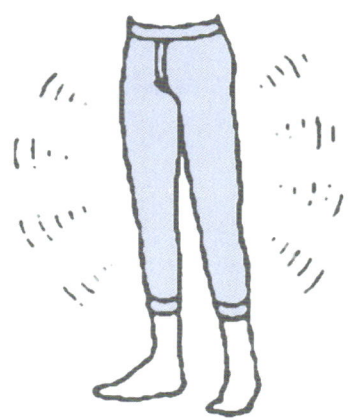

 Dr. 치아키의 추천요법

음악을 들으며, 향기를 즐기며
합계 64분~

▶목욕(P.89)을 하면서 위중(委中) 경혈(P.66) 30분 ▶스트레칭(P.122~P.125) 총 4분 ▶스팀타월(P.82)이나 생강 온습포(P.86) 30분

근육도 단련하면서
합계 64분~

▶목욕(P.89)을 하면서 위중(委中) 경혈(P.66) 30분 ▶마사지(P.100) 30분
▶근육 강화(P.108~) 2~3종목 각 2분

만성 무릎통증 | 아프다 ▶ 뻐근하다·묵직하다 ▶ **뭉치다**

위화감이 감돈다, 특정 부위가 아프다

다양한 방법으로 근육을 풀어준다
만성 무릎통증의 뭉침

뭉침과 뻐근함, 또는 묵직함은 그 증상이 많이 흡사하지만 뭉침은 평소에 사용하는 근육이 과도하게 일을 했을 때 일어납니다. 반면 뻐근함이나 묵직함은 평소에 잘 하지 않던 동작을 한 근육이 피로해졌을 때 일어납니다. 뻐근함과 묵직함은 온냉요법을 중심으로 치료하지만 뭉침은 근육을 풀어주는 처방을 중심으로 치료합니다.

근육을 매만져준다

근육을 풀어주는 데에는 '따뜻하게 해주기', '마사지', '스트레칭'이 효과적입니다. 하루의 끝은 물론, 일하는 사이사이에도 스트레칭을 하거나 혈을 눌러주세요.

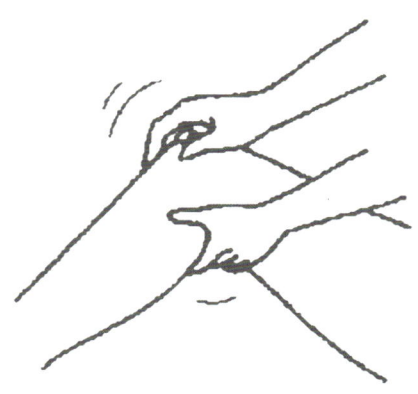

하루의 시작은 스트레칭과 함께

하루 동안 다리를 혹사시키기 전에 가볍게 근육을 풀어주세요. 이것을 습관화 하면 무릎의 위화감도 점점 희미해집니다.

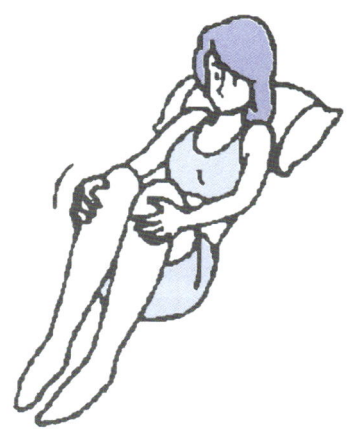

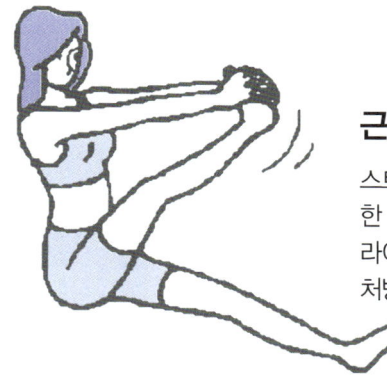

근육을 풀어주고 따뜻하게 해준다

스트레칭으로 피로가 쌓여있는 근육을 다양한 각도로 신축시키세요. 목욕이나 족욕, 드라이어나 스팀타월과 같이 따뜻하게 해주는 처방도 효과적입니다.

 Dr. 치아키의 추천요법

근육을 혼자서 풀어준다
합계 49분~
▶목욕(P.89) 30분 ▶샤워(P.90) 15분
▶스트레칭(P.122~P.125) 총 4분

남의 도움을 받는다
합계 60분~
▶목욕(P.89) 30분
▶허벅지와 종아리 마사지(P.100~P.105) 15분~60분
▶무릎 주변 마사지(P.106) 15분~60분

외출할 때는 키네시오 테이프(P.132~)

만성 무릎통증과 더불어 산다 | **관절의 통증** ▶ 비만에서 오는 통증 ▶ 류머티즘에서 오는 통증

아프다고 움직이지 않는 것은 악화로 가는 최단거리

매일 움직이며 근육을 단련한다
관절에서 오는
만성 무릎통증

'아프니까 걷지 않는다', '아프니까 움직이지 않는다'. 이것은 무릎통증을 악화시키는 가장 큰 원인입니다. 무릎을 지탱할 수 없게 된 근육을 더욱 약화시키기 때문입니다. 거리나 시간은 적어도 좋으니 매일 걸으세요. 일상생활 속에서도 자기 일은 스스로 처리하도록 유념하세요. 근육을 농땡이 피우지 않게 한다, 이것이 악화를 막아주는 최소한도의 움직임입니다.

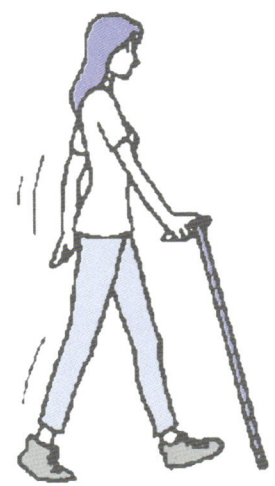

통증이 심하면 지팡이나 카트를

걷기 힘들 때는 물론이고 평소보다 오래 걷고 싶을 때에도 지팡이나 카트가 편리합니다. 지팡이나 카트라고 하면 주저하는 사람도 있는데 자신의 행동범위를 크게 넓혀주는 편리한 도구랍니다.

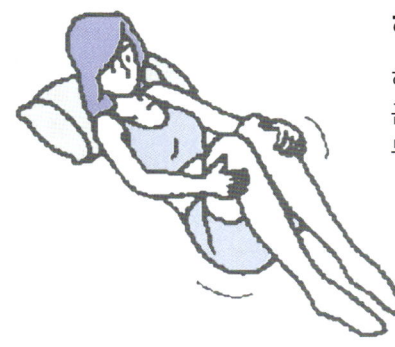

하루의 시작은 스트레칭과 함께

하루 동안 다리를 혹사시키기 전에 가볍게 근육을 풀어주세요. 이것을 습관화 하면 무릎의 위화감도 점점 희미해집니다.

고작 2번이라도 근육을 단련한다

일상생활의 개선 다음은 근육 단련입니다. 스스로 횟수나 강도를 결정하지 말고 다음 날 피로가 남지 않을 정도의 양만 하세요. 처음에는 1~2번밖에 못하더라도 조금씩 횟수가 늘어나다 보면 근력의 증가를 실감할 수 있습니다.

 Dr. 치아키의 추천요법

매일 움직인다
합계 10분~
▶지팡이나 카트를 이용해 걷는다(P.154) 10분~
또는 삼림욕(P.146) 10분~

근육을 단련한다
합계 22분~
▶지팡이나 카트를 이용해 걷는다(P.154) 10분~
▶근육을 단련한다(P.108~P.119) 총 12분

키네시오 테이프(P.132~)도 습관화 한다

만성 무릎통증과 더불어 산다 | 관절의 통증 ▶ **비만에서 오는 통증** ▶ 류머티즘에서 오는 통증

체중을 줄이든가, 더 많은 근육을 붙이든가

통증의 원인을 근본부터 바로잡는다
비만에서 오는 만성 무릎통증

체중이 무겁다는 것은 그만큼 무릎에 큰 부담을 주고 있다는 뜻입니다. 더욱이 체중을 지탱하는 데에 충분한 다리 근력이 없으면 통증은 날이 갈수록 커집니다. 이것을 방지하려면 체중을 줄이든가, 근육을 붙이든가, 둘 중 하나밖에 없습니다. 겉모양새가 아니라 체중과 다리의 근력 밸런스가 좋은 몸을 만드는 것이 무릎통증 해소로 연결됩니다.

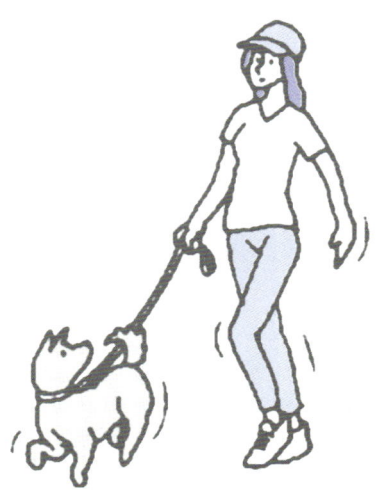

날마다 할 수 있는 만큼 움직인다

관절에서 오는 무릎통증과 마찬가지로 움직이지 않으면 다리 근육은 약해집니다. 움직이면 무릎이 아프기 때문에 더욱 움직이지 않게 됩니다. 그러면 운동량이 줄어들고 먹는 것만이 즐거움으로 남게 됩니다. 이러한 악순환에 빠지기 전에 매일 할 수 있는 만큼 움직이도록 하세요.

자전거로 먼 외유를

자전거는 무릎에 가는 부담이 적고 편하게 이동할 수 있는 도구입니다. '무릎이 아파서 밖에 안 나간다'라고 하지 말고 아픈 때일수록 더더욱 자전거로 외출하세요.

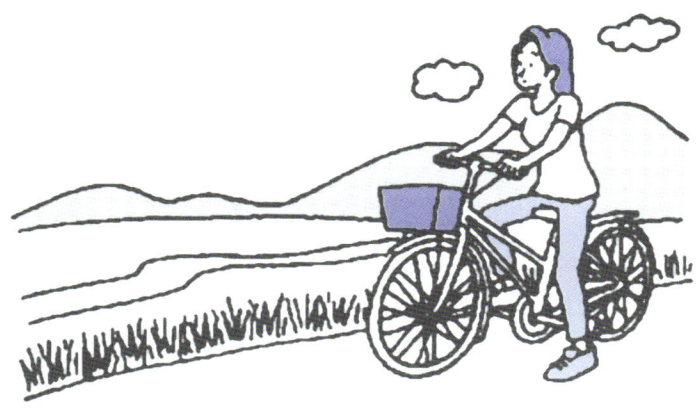

 Dr. 치아키의 추천요법

매일 움직인다
할 수 있는 범위에서
▶올바른 자세로 걷는다(P.174)
▶자전거를 활용(P.178)

감량하면서 근육을 단련한다
무리하지 않는 정도로
▶워킹(P.50) 15분~
▶근육을 단련한다(P.108~) 무리하지 않는 횟수

키네시오 테이프(P.132~)도 습관화 한다

감량과 근력 강화를 동시에

1 물의 힘을 이용한 워킹

워킹 횟수와 효과

이상적인 횟수 : 25m 수영장을 왕복 1번 이상
이상적인 빈도 : 1주에 3번 이상
효과 : 물속에서는 부력으로 몸이 가벼워져서 무릎에 부담을 주지 않고 움직일 수 있습니다. 또한 물의 저항에 거스르며 걷기 때문에 효율적인 근력 강화도 됩니다. 더구나 물이 혈관을 수축시키고 몸은 체온을 유지하려 활발하게 움직이기 때문에 그 결과 혈액순환이 좋아지고 심폐기능도 단련할 수 있습니다.

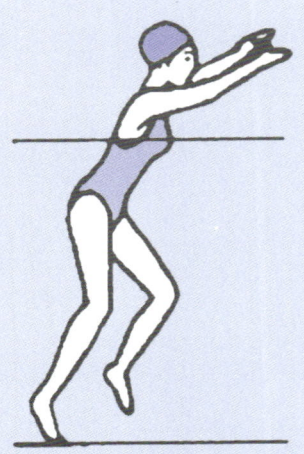

앞으로 몸을 구부리며 걷는다

- 양손을 물보다 위로 치켜들고 몸 앞으로 뻗으면 균형을 잡기 쉽다.
- 수위는 가슴에서 어깨 부근이 적당. 여기보다 높으면 물의 저항이 너무 세지고 낮으면 부력이 적어 몸에 부담이 간다.
- 호흡은 멈추지 말고 자연스럽게 계속 쉬어준다.
- 장시간 걸을 경우에는 수분을 보충해 줄 물을 준비한다.

물의 저항에 지지 않도록 몸을 앞으로 구부리며 걸으세요. 25m 수영장의 반대쪽까지 조금 숨이 가빠지는 페이스로 걷고 휴식하면서 호흡을 가다듬은 다음 다시 걷습니다. 처음에는 이것을 왕복 1번. 서서히 거리나 속도를 높여가세요.

2 다른 일을 하면서 운동하는 것이 효과적인 에어로바이크

에어로바이크의 횟수와 효과
이상적인 횟수 : 30분 이상
이상적인 빈도 : 2일에 1번
효과 : 장시간 운동함으로써 체내의 활동을 활발하게 만들고 지방을 태워줍니다. 심장 등 심폐기능을 단련시키는 효과도 있습니다.

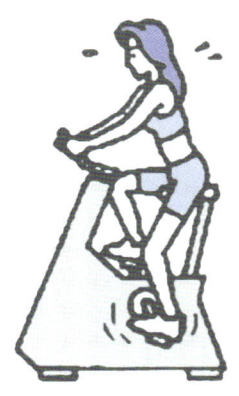

아줌마용 자전거 타입의 바이크를
- 무릎이 너무 많이 구부러지지 않는 '아줌마용 자전거' 타입을 권장
- 호흡은 멈추지 말고 자연스럽게 계속 쉬어준다.
- 가볍게 숨이 차오르는 정도로 밟을 것

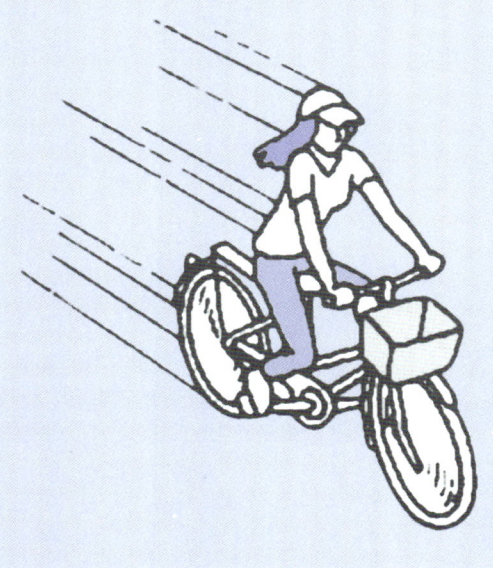

만성 무릎통증과 더불어 산다 ▶ 관절의 통증 ▶ 비만에서 오는 통증 ▶ **류머티즘에서 오는 통증**

통증 정도에 따라 안정을 취하거나 근력을 단련한다

재미를 중시한다
류머티즘에서 오는 만성 무릎통증

류머티즘은 거의 대부분 만성으로 발전합니다. 완치보다는 평소의 통증을 완화시키며 생활하는 것이 중요합니다. 약을 복용하는 것이 일반적이지만 동시에 근력 강화도 필요합니다. 통증이 약한 날은 근육을 단련하고 통증이 심한 날은 통증을 억제하는 치료법을 쓰는 식으로 각각 분류하세요. 그리고 정신적으로도 긍정적인 마음을 먹는 것이 매우 중요합니다.

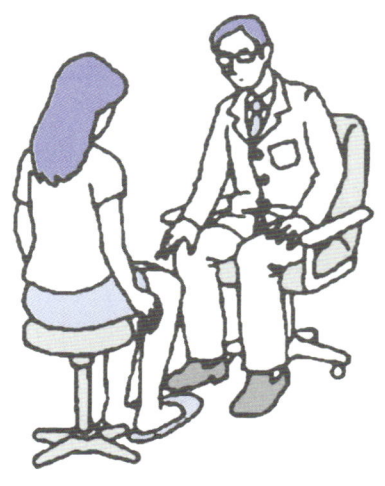

반드시 전문가에게 상담한다

약을 복용해야 되기 때문에 반드시 전문기관에서 진찰을 받아야 합니다. 재활치료를 끼워 넣는 경우도 있습니다. 집에서는 통증의 세기에 따라 대처법을 바꾸고 상황에 따라 키네시오 테이프의 사용도 권장합니다.

재미를 중시한다

즐길 거리를 갖는 것이 매우 중요합니다. 보고, 먹고, 키우고, 만들고, 운동하는 등 자신이 즐길 수 있는 것을 적극적으로 실시하세요.

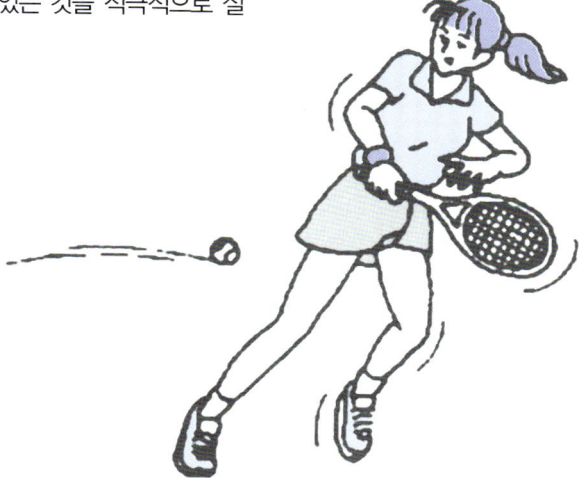

 Dr. 치아키의 추천요법

**통증이 약한 날은
합계 60분~**
▶ 근육 보조에 키네시오 테이프(P.134)
▶ 다리를 단련한다(P.108~) 20분
▶ 목욕(P.89) 30분 ▶ 스트레칭(P.122~) 10분

**통증이 강한 날은
합계 61분~**
▶ 근육 보조에 키네시오 테이프(P.134)
▶ 목욕(P.89) 30분 ▶ 혈 누르기(P.54) 1분
▶ 스팀타월(P.82)이나 생강 온습포(P.86) 30분

통증이 느껴지면 바로 자극 류머티즘에 특효 혈

손목 엄지손가락 쪽의 푹 들어간 곳, 태연(太淵) 혈

엄지손가락의 손톱 부분을 갖다 대세요. 꾹꾹 누른다기보다는 빙글빙글 돌리면서 2~3분간 자극합니다. 이 이후에 손가락을 주물러주면 손끝의 뭉침도 풀립니다.

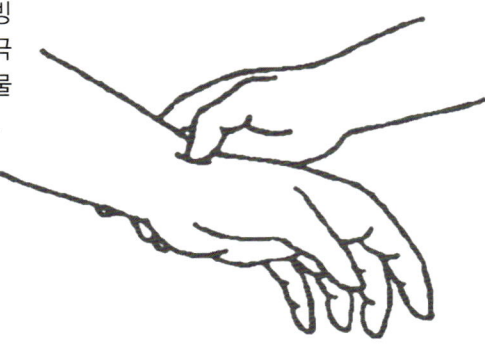

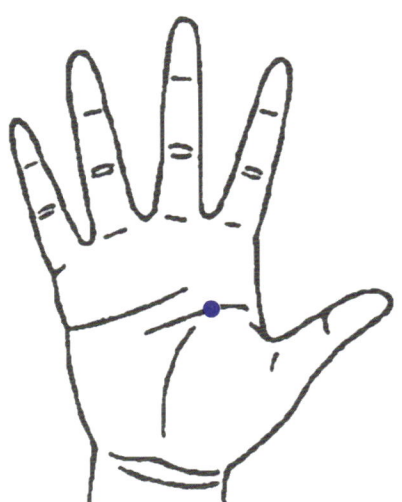

손바닥에 있는 노궁(勞宮) 혈

엄지손가락 뿌리부분의 살집 쪽으로 가볍게 문지르듯이 자극하세요. 이 혈은 5분 정도 자극해주면 관절 통증이 가벼워집니다.

 한마디 더

노궁에 닿듯이 골프공을 손바닥 안에서 굴려주거나 이쑤시개 다발 뒷부분으로 자극해주세요.

복사뼈 뒤의 태계(太谿) 혈

안쪽 복사뼈 바로 뒤에 있습니다. 엄지손가락을 이용해 강하게 1분 정도 자극하세요. 발끝이나 발목, 복사뼈의 뭉침이 풀립니다.

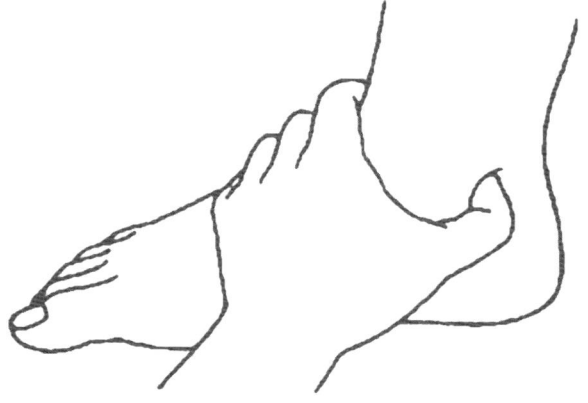

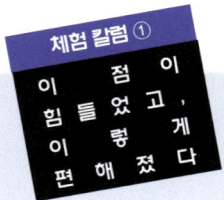

체험 칼럼 ①
이 점이 힘들었고, 이렇게 편해졌다

'근육을 단련하는 것'은 일거양득

　A씨는 이제 막 30세가 된 여성. 회사원으로서 살아온 세월은 10년 남짓이고 특별한 변화는 없습니다. 그런데… 최근에는 아침에 눈을 뜨면 무릎통증이 느껴지는 날이 생겼습니다. 걱정이 돼서 병원에서 진찰을 받아보니 '관절 자체에 나쁜 부분은 없습니다. 20대 때와 비교해서 근육이 줄어드는 바람에 근육으로 온전히 지탱할 수 없어 무릎 관절에 부담이 간 거겠죠'라고 했습니다. 그래서 당분간 힐이 5cm인 통근용 펌프스를 포기하고 워킹슈즈로 갈아 신었습니다. 밤에는 매일 TV를 보면서 무릎 주위 근육을 단련하는 간단한 운동을 했습니다. 그러자 1개월 후에는 무릎통증이 해소, 펌프스나 하이힐을 신어도 말짱해졌습니다. 더구나 무릎 둘레의 군살이 쫙 달라붙어 다리도 매끈해지고 걸음걸이도 아름다워졌습니다. 일거양득이라며 기뻐하고 있답니다.

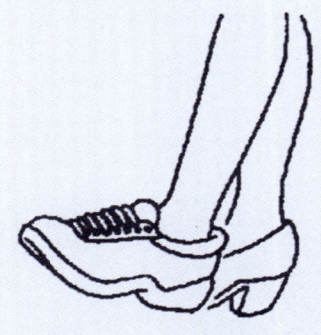
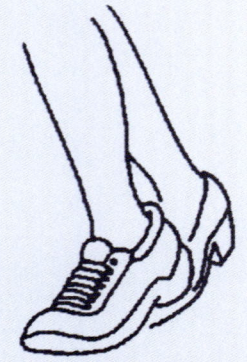

2

프로가 알려주는 「무릎통증 치료 39가지 방법」

- 경혈요법으로 통증을 제거한다
- 온냉요법으로 통증을 제거한다
- 마사지로 통증을 제거한다
- 몸을 움직이며 치료한다
- 키네시오 테이프로 통증을 제거한다
- 몸을 쉬어주며 치료한다

왜, 어떻게 해서, 통증을 없앨 수 있는 것일까?

에너지의 흐름을 바로 잡는다
혈을 정복한 치료법

에너지의 흐름을 원활하게

혈은 경락이라 불리는 에너지 통로의 요점(要點)이자 교차로에 있는 신호등 같은 것. 혈을 눌러 자극해주면 신호가 파란불이 되고 에너지도 원활하게 흘러갑니다.

혈해(血海)
곡천(曲泉)
슬안(膝眼)
양구(梁丘)
특비(特鼻)
족삼리(足三里)

경혈요법의 3가지 효과

- 효과가 바로바로 온다
- 마음이 차분해진다
- 재발을 예방해준다

환부를 건드리지 않고도 통증을 없앨 수 있다

무릎통증에 잘 듣는 혈은 아픈 부위와 멀리 떨어진 자리에도 있습니다. 그렇기 때문에 아파서 환부를 건드릴 수 없더라도 다른 부위에 있는 혈을 눌러 통증을 제거할 수 있습니다. 혈을 자극하면 '관련된 부위에 열이 오른다'라는 것도 이미 확인된 바입니다.

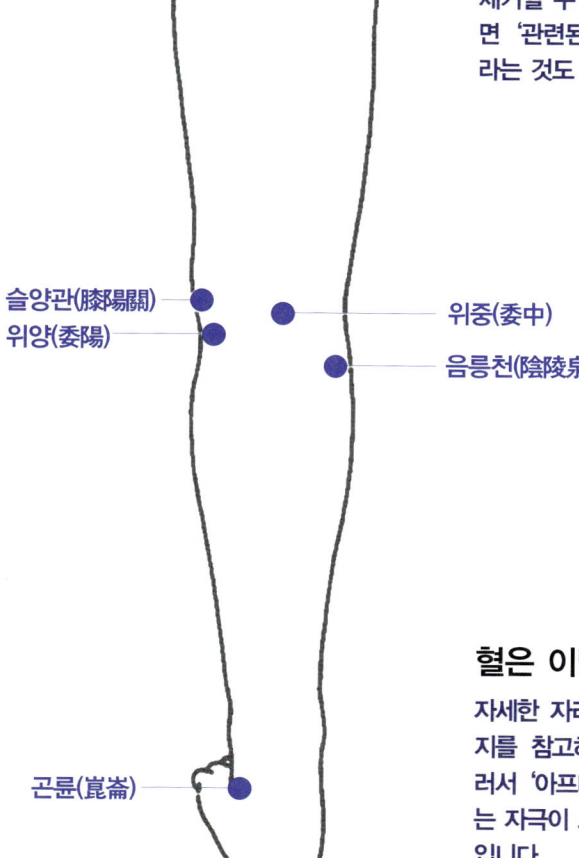

슬양관(膝陽關)
위양(委陽)
위중(委中)
음릉천(陰陵泉)
곤륜(崑崙)

혈은 이렇게 찾는다

자세한 자리에 대해서는 각 페이지를 참고하세요. 손가락으로 눌러서 '아프다', 또는 '시원하다' 라는 자극이 느껴지는 곳이 바로 혈입니다.

손가락을 대는 방법, 누르는 방법, 사전준비

꾹, 꾹, 꾹, 헉, 헉의 다섯 박자
경혈요법 A to Z

손을 따뜻하게 예열해둔다

경혈요법을 시작하기 전에 양손을 서로 문지르거나 미지근한 온수에 담가서 손을 따뜻하게 덥혀두면 효과가 커집니다.

기본은 다섯 박자

혈에 손가락이 수직(90°)이 되도록 대고 힘을 주기 시작합니다. 힘을 주는 정도는 '아프다'라고 느끼기 직전, '기분 좋게 아픈' 세기가 가장 적당합니다.

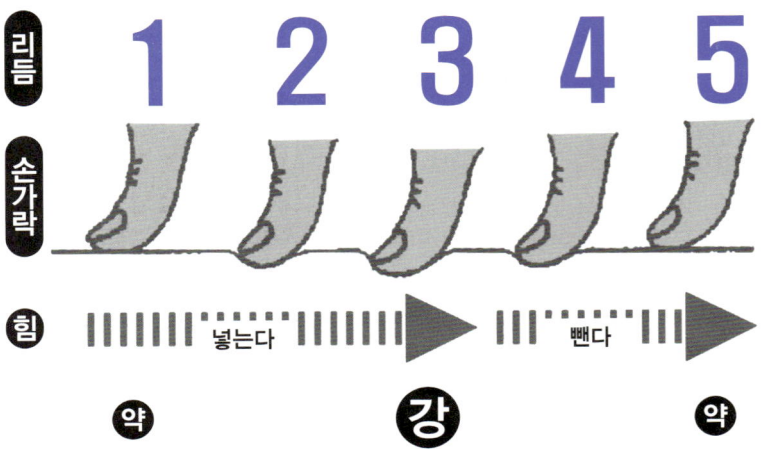

누른다(누르며 주무르기)

1·2·3의 리듬에 맞춰서 3에서 가장 힘을 세게 주고 4·5에서 힘을 뺍니다. 이것을 5~6번 반복하세요.

돌리며 밀어준다

엄지를 이용해 1~5의 리듬에 맞춰서 돌리며 꾹꾹 밀어줍니다. 이것도 1~3까지는 힘을 주고 4·5에서 힘을 뺍니다. 5~6번 반복하세요.

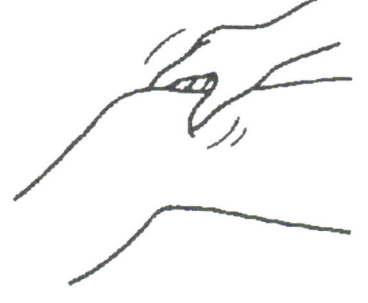
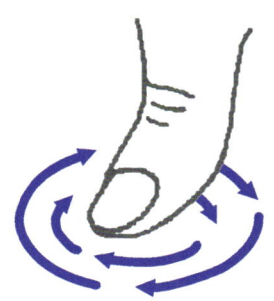

두드린다

주먹으로 가볍게 두드립니다. 대략 1분 정도를 기준으로 너무 힘주지 말고 하세요.

문지른다

손바닥을 이용해서 쓰다듬듯이 문지릅니다. 살이 뜨거워지면 힘을 너무 많이 준 것입니다. 따끈따끈한 느낌이 들 정도의 힘으로 문지르세요.

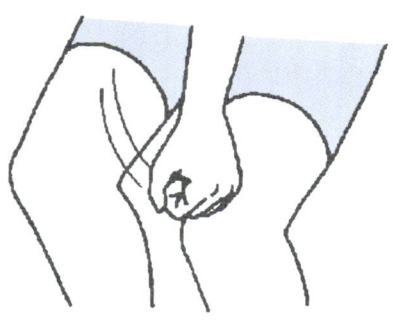
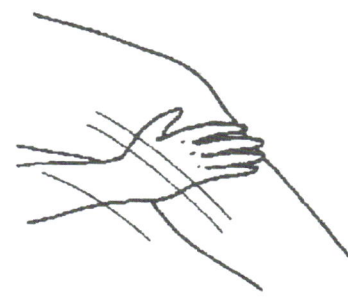

2. 프로가 알려주는 「무릎통증 치료 39가지 방법」

남을 눌러줄 때, 남이 눌러줄 때

적당히 딱딱한 장소에서

부드러운 침대나 소파 위에서는 누르는 순간 힘이 달아나 버립니다. 어느 정도 딱딱한 장소에서 배 밑에 베개나 쿠션을 깔고 하세요.

둘이서 호흡을 맞춰서

둘이서 호흡을 맞춥니다. 1~3까지 힘을 줄 때는 숨을 들이마시고, 4~5에서 힘을 뺄 때는 숨을 내뱉으세요.

한 군데당 1분 정도

오랜 시간 자극하면 오히려 증상을 악화시킬 수도 있습니다. 한 군데당 1분 이내를 기준으로 삼으세요.

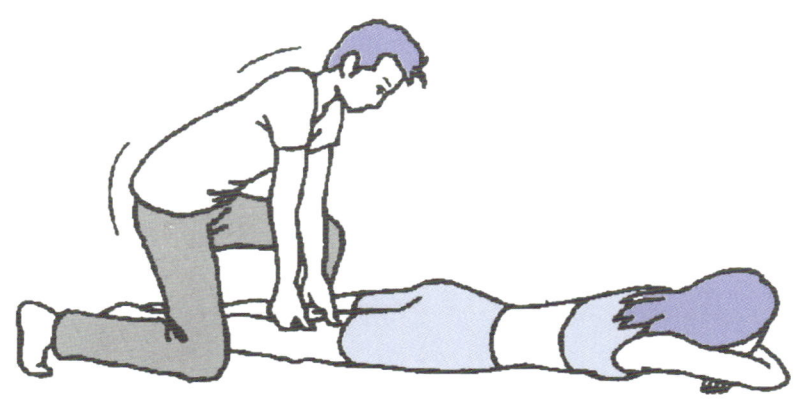

손가락을 혈에 수직으로 세워서 대고 손가락 힘이 아니라 체중을 실어 누르세요. 상대방이 아파하지 않을 정도의 세기로 누릅니다.

손을 바꾸고, 물건을 바꾸면 효과 2배

부위에 따라 도구를 나눠 쓴다
가까운 곳에 굴러다니는 경혈요법 도구

혈 하면 손가락?

　손가락으로 하는 경혈요법은 언제, 어디서나 손쉽게 할 수 있고 피부를 상하게 하지 않으면서 안전하게 누를 수 있습니다. 더욱이 혈을 찾는 손가락과 처방하는 손가락이 같기 때문에 누르는 포인트를 정확하게 잡을 수 있습니다. 누르는 손가락을 바꾸면 자극에 변화도 줄 수 있습니다.

　엄지나 검지는 넓은 범위를 힘차게 누를 수 있고 혈을 수직으로 자극하기 쉬운 손가락입니다. 손바닥의 뿌리부분은 넓은 범위를 천천히, 부위에 따라서는 수직으로 누를 수도 있습니다. 하지만 손가락 끝보다 작은 혈은 자극하기 힘들고 몸의 뒷면에 혈이 있는 경우에는 부위에 따라 수직으로 누를 수 없는 곳도 있습니다. 이럴 때는 가까운 곳에 있는 물건을 사용해 혈을 자극해 보세요. 손가락만 사용하는 것보다 효율적이고 효과적으로 혈을 누를 수 있습니다.

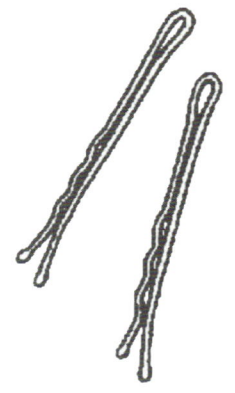

머리핀

- ●이런 효과를 얻을 수 있습니다
  작은 혈도 혈만 콕 찍어 수직으로 누를 수 있다. 혈을 직접 자극할 수 있다.
- ●이 점은 주의
  축이 가늘어서 미끄러지기 쉽다. 여러번 하다 보면 손가락이 지친다.

쌀알과 테이프

- ●이렇게 사용합니다
  쌀알을 혈에 갖다 대고 반창고나 셀로판 테이프로 붙인다.
- ●이런 효과를 얻을 수 있습니다
  일정 시간 부드러운 자극을 줄 수 있다. 혈을 자극해주는 상태로 움직일 수 있다.

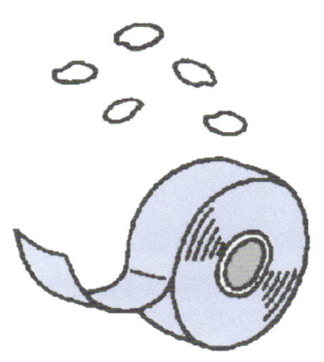

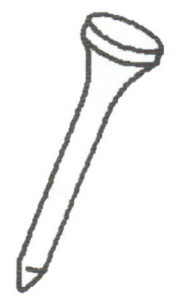

골프 티

- ●이런 효과를 얻을 수 있습니다
  손으로 들기 편하다. 새끼손가락보다 더 작은 혈도 누를 수 있다.
- ●이 점은 주의
  세게 누르면 피부를 다치게 할 가능성이 있다.

이쑤시개 다발(20개 정도)

- ●이런 효과를 얻을 수 있습니다
  뾰족한 쪽의 강한 자극과 둥그런 쪽의 부드러운 자극, 양쪽을 다 얻을 수 있다.
- ●이 점은 주의
  작은 혈은 누르기 힘들다. 피부를 다치게 할 가능성이 있다.

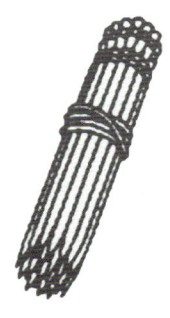

작게 자른 파스

●이런 효과를 얻을 수 있습니다
부드럽게 자극해준다. 혈을 자극해주는 상태로 움직일 수 있다.

아이스 큐브

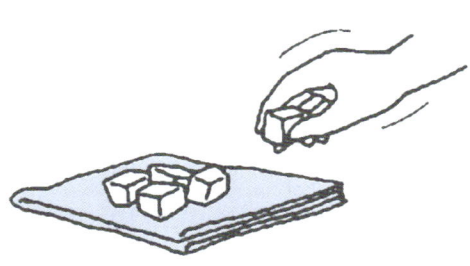

●이런 효과를 얻을 수 있습니다
냉찜질을 해주면서 혈을 누를 수 있다. 얼음 모서리를 이용해 작은 혈도 자극할 수 있다.

●이 점은 주의
반드시 거즈 등으로 잘 싸서 직접 살에 닿지 않도록 한다.

봉지에 들어있는 냉동 믹스 채소

●이런 효과를 얻을 수 있습니다
강약이 뒤섞인 변칙적인 자극을 얻을 수 있다. 광범위한 부위를 한꺼번에 자극할 수 있다.

●이 점은 주의
반드시 타월 등으로 잘 싸서 직접 살에 닿지 않도록 한다.

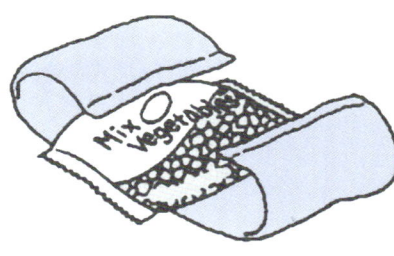

경혈요법으로 통증을 제거한다 ①

운동 후나 장시간 보행에서 오는 통증에

★ 위중(委中) 혈
⬇
피로에서 오는 가벼운 통증이 바로 치료된다
⬇
「위중」은 여기

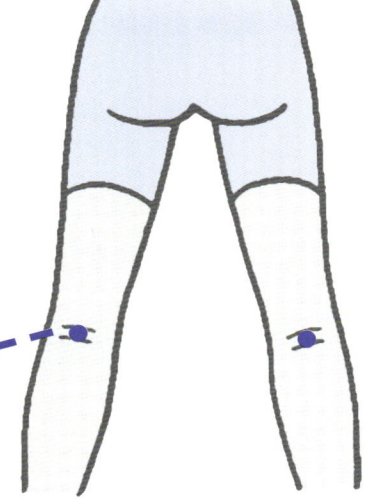

무릎 뒤편에 있는 2개의 주름 한가운데

이 도구를 쓰면 효과 2배
● 쌀알 테이프
통증이나 냉증이 느껴지면 바로 붙이세요.
● 머리핀이나 볼펜 뒤
시원하고 기분 좋게 아픈 세기로 누르세요.

 이렇게 누른다

문지르듯이 가볍게 누르는 방식으로

무릎을 구부린 채 엄지손가락으로 문지르듯이 기분 좋게 아픈 정도의 세기로 누르세요.

 이렇게 누르는 방법도

둘이 있을 때는 약한 힘으로

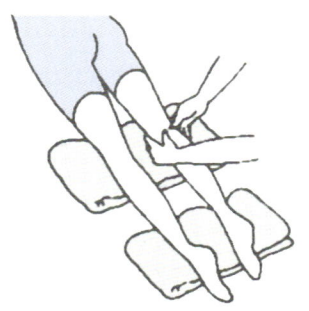

무릎이나 발목 밑에 타월이나 쿠션을 깔고 가벼운 힘으로 누르세요.

계단을 오르내리거나
정좌를 했을 때의 통증에

★ 특비(特鼻) 혈

⬇

직접 환부를 건드리지 않고
통증을 제거한다

⬇

「특비」는 여기

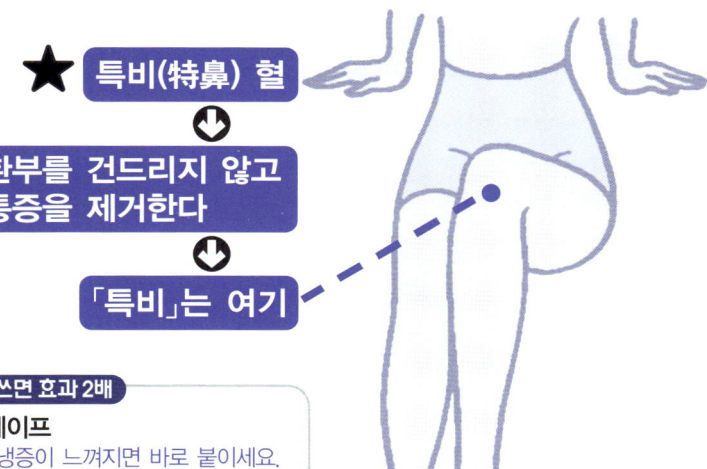

슬개골 밑의 푹 들어간 곳

이 도구를 쓰면 효과 2배

- ●쌀알 테이프
  통증이나 냉증이 느껴지면 바로 붙이세요.
- ●머리핀이나 볼펜 뒤
  시원하고 기분 좋게 아픈 세기로 누르세요.

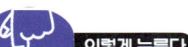

이렇게 누른다

양쪽의 혈을 동시에 누른다

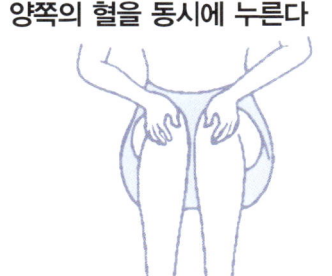

누르기 편하도록 무릎을 구부리고 앉아서 엄지나 중지로 두 다리의 혈을 동시에 세게 누르세요.

이렇게 누르는 방법도

둘이 있을 때는 강한 힘으로

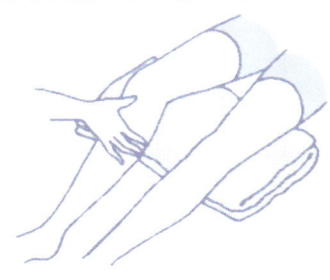

가볍게 무릎을 구부리고 반듯이 누워 무릎 밑에 타월이나 쿠션을 깝니다. 엄지나 중지를 이용해 세게 자극하세요.

2. 프로가 알려주는 「무릎통증 치료 39가지 방법」

경혈요법으로 통증을 제거한다 ③

무릎에 물이 잘 고이는 사람은

★ 슬안(膝眼) 혈

⬇

피로를 일찌감치 제거하고 무릎에 부담을 주지 않는다

⬇

「슬안」은 여기

이 도구를 쓰면 효과 2배
- **이쑤시개 다발**
  살에 상처가 나지 않도록 가볍게 단시간 누르세요.
- **골프 티**
  가볍게 단시간 누르세요. 반드시 사용전의 새 것으로.

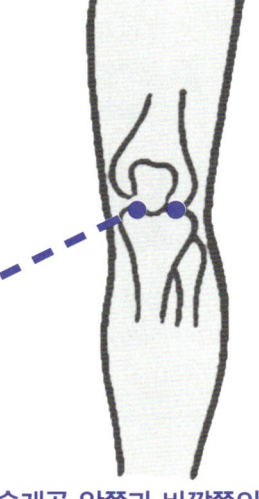

슬개골 안쪽과 바깥쪽의 푹 들어간 곳

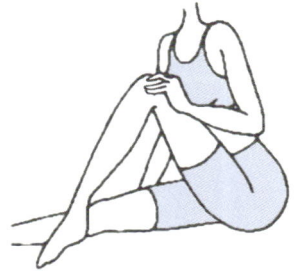

이렇게 누른다

앉아서 혈을 누르기 쉽게 만든다

무릎을 구부리고 앉아 구부린 다리와 같은 쪽 중지로 세게 누르세요.

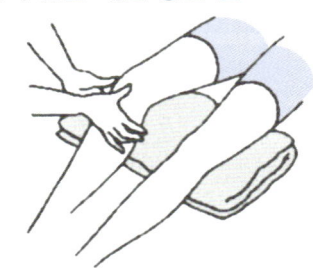

이렇게 누르는 방법도

둘이 있을 때는 강한 힘으로

가볍게 무릎을 구부리고 반듯이 누워 무릎 밑에 타월이나 쿠션을 깝니다. 엄지나 중지를 이용해 세게 자극하세요.

무릎이 잘 펴지지 않는 삐거덕거리는 통증에

 곤륜(崑崙) 혈

⬇

무릎과 멀리 떨어진 곳에 있는 무릎통증 특효 혈

⬇

「곤륜」은 여기

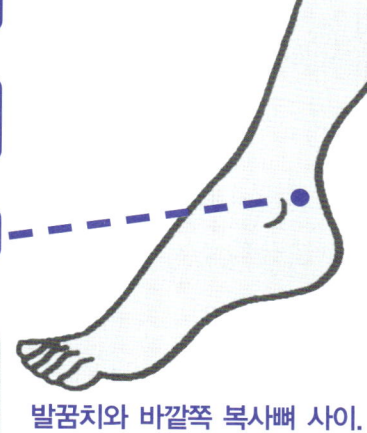

발꿈치와 바깥쪽 복사뼈 사이. 아킬레스건 바로 앞의 푹 들어간 곳

이 도구를 쓰면 효과 2배
- **이쑤시개 다발**
  살에 상처가 나지 않도록 단시간 누르세요.
- **쌀알 테이프**
  통증이 느껴지면 바로 붙이세요.

 이렇게 누른다

발끝부터 훈훈해질 때까지 누른다

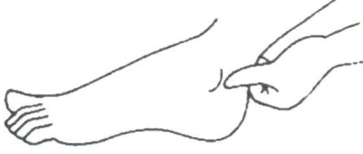

가볍게 누르기만 해도 상당히 큰 통증이 느껴집니다. 너무 아프지 않을 정도의 힘으로 발끝부터 훈훈해질 때까지 누르세요.

 이렇게 누르는 방법도

아킬레스건을 꼬집듯이

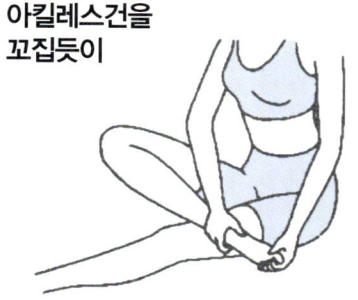

한쪽 다리를 펴고 아픈 쪽 다리를 그 위에 올리세요. 목욕 중에 자극하는 것도 효과적입니다.

경혈요법으로 통증을 제거한다 ⑤

부종을 동반하는 무릎통증에

★ **혈해(血海) 혈**
⬇
무릎 관절 주변의 근육을 풀어주고 통증을 제거한다
⬇
「혈해」는 여기

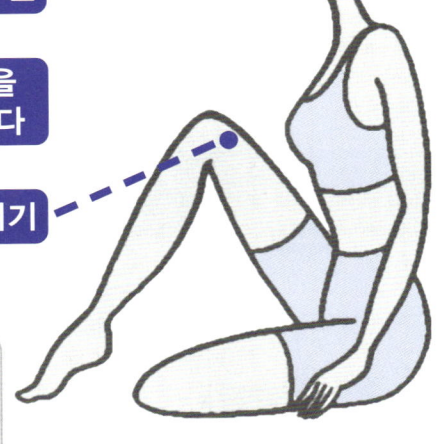

슬개골에서 손가락 4개 정도 바로 위

이 도구를 쓰면 효과 2배
- **이쑤시개 다발**
  살에 상처가 나지 않도록 가볍게 단시간 누르세요.
- **머리핀이나 볼펜 뒤**
  시원하고 기분 좋게 아픈 세기로 누르세요.

 이렇게 누른다

수직으로 손가락을 세워 누른다

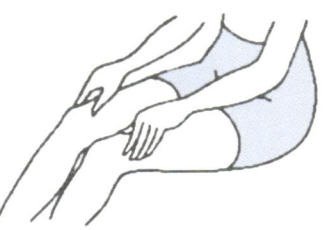

혈에 엄지손가락을 갖다 대고 4개의 손가락을 무릎 위에 얹습니다. 수직으로 속에 밀어넣듯이 주무르세요.

 이렇게 누르는 방법도

둘이 있을 때는 한쪽 다리씩

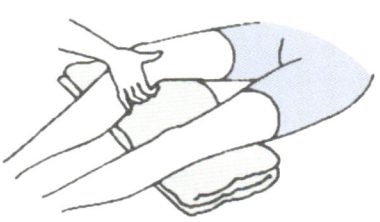

무릎 밑에 타월이나 쿠션을 깔고 반듯이 드러눕습니다. 반드시 한쪽 다리씩 기분 좋게 아픈 세기로 누르세요.

경혈요법으로 통증을 제거한다 ⑥

류머티즘 등의 만성통증에

★ 양구(梁丘) 혈
⬇
무릎 주변부터 허벅지의 근육을 풀어준다
⬇
「양구」는 여기

이 도구를 쓰면 효과 2배
- **머리핀이나 볼펜 뒤**
시원하고 기분 좋게 아픈 세기로 누르세요.
- **골프 티**
가볍게 단시간 누르세요. 반드시 사용 전의 새 것으로.

슬개골 바깥쪽에 있는 2개의 굵은 근육 사이

 이렇게 누른다

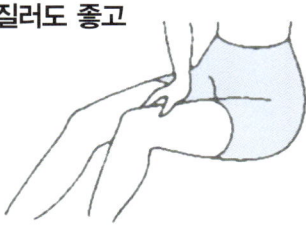

눌러도 좋고, 문질러도 좋고

무릎을 구부리고 앉습니다. 엄지손가락으로 세게 누르거나 주먹을 쥔 상태에서 새끼손가락 쪽으로 세게 문지르세요.

 이렇게 누르는 방법도

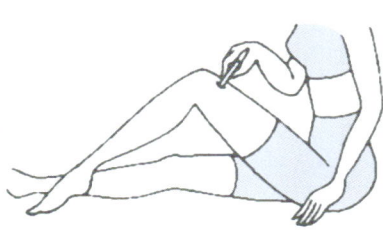

도구를 사용할 때는

볼펜 등으로 누를 때는 상체가 뒤로 젖혀지지 않도록 주의하고, 혈에 수직으로 밀어 넣으세요.

경혈요법으로 통증을 제거한다 7

붓기를 동반하는 무릎통증에

★ **위양(委陽) 혈**
⬇
염증을 억제하고 붓기를 막는다
⬇
「위양」은 여기

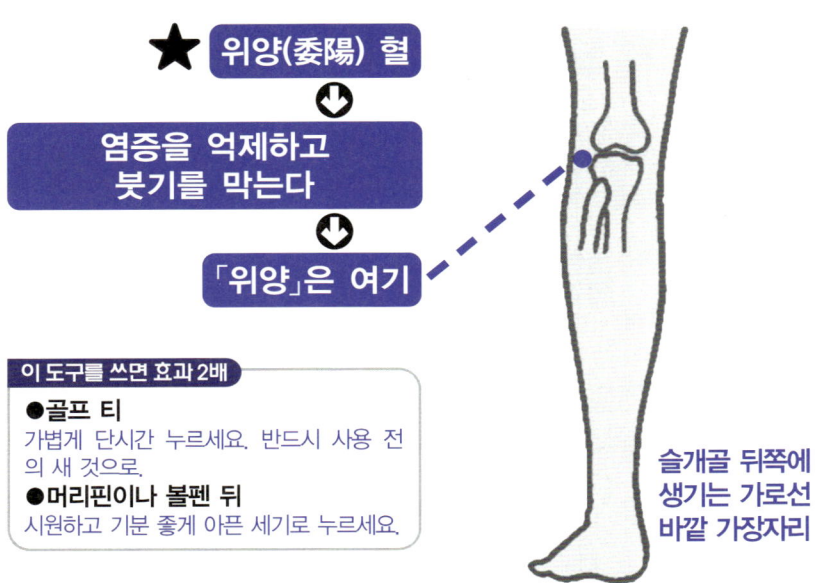

슬개골 뒤쪽에 생기는 가로선 바깥 가장자리

이 도구를 쓰면 효과 2배
- 골프 티
  가볍게 단시간 누르세요. 반드시 사용 전의 새 것으로.
- 머리핀이나 볼펜 뒤
  시원하고 기분 좋게 아픈 세기로 누르세요.

 이렇게 누른다

무릎이 잘 구부러지지 않는 사람에게도 효과적

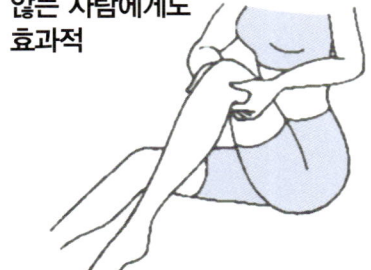

아픈 쪽 무릎을 가볍게 구부리고 앉아 양손의 중지로 누르듯이 주무르세요.

 이렇게 누르는 방법도

둘이 있을 때는 기분 좋게 아픈 세기로

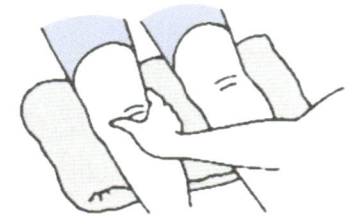

무릎 밑에 타월이나 쿠션을 깔고 엎드려 누운 다음 기분 좋게 아픈 세기로 누르세요.

위로 올라가려 할 때 무릎 바깥쪽에서 느껴지는 통증에

★ 슬양관(膝陽關) 혈
⬇
무릎 관절 둘레의 근육을 풀어준다
⬇
「슬양관」은 여기

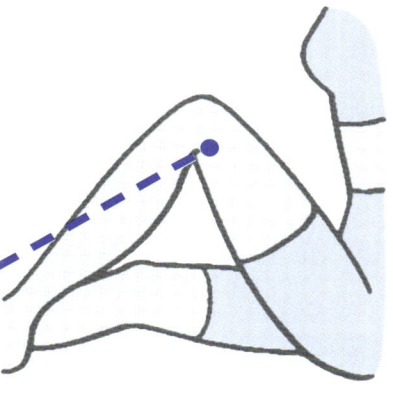

무릎을 구부린 상태에서 슬개골의 가장 바깥쪽

이 도구를 쓰면 효과 2배
- **머리핀이나 볼펜 뒤**
  시원하고 기분 좋게 아픈 세기로 누르세요.
- **골프 티**
  가볍게 단시간 누르세요. 반드시 사용 전의 새 것으로.

이렇게 누른다

눌렀을 때의 통증을 완화시키듯이

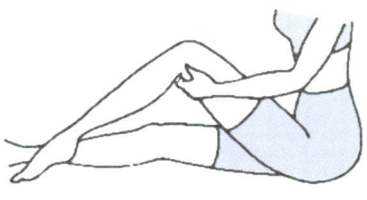

무릎을 구부리고 앉습니다. 누르면 통증이 느껴지지만 그 통증을 완화시키는 기분으로 엄지손가락 살 부분을 이용해 문지르듯이 누르세요.

이렇게 누르는 방법도

주먹으로 문지르고 주무른다

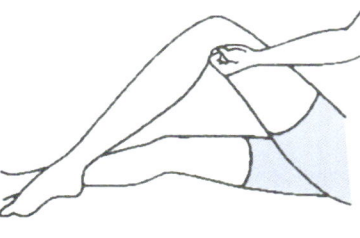

주먹을 쥐고 새끼손가락 바깥쪽 전체로 눌러주면 힘 조절하기가 수월해집니다.

경혈요법으로 통증을 제거한다 ⑨

밑으로 내려가려고 할 때 무릎 안쪽에서 느껴지는 통증에

★ **곡천(曲泉) 혈**
⬇
무릎 관절 둘레의 근육을 풀어준다
⬇
「곡천」은 여기

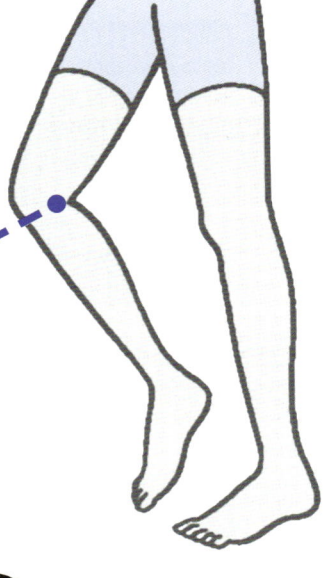

이 도구를 쓰면 효과 2배
● 쌀알 테이프
통증이 느껴지면 바로 붙이세요.

슬개골 뒤에 생기는 가로선의 안쪽 가장자리

이렇게 누른다

쓰다듬듯이 부드럽게

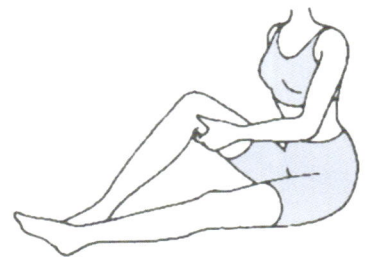

혈 밑에는 뼈가 있으므로 엄지손가락을 이용해 힘을 주지 말고 누르세요.

이렇게 누르는 방법도

쌀알 테이프를 붙여둔다

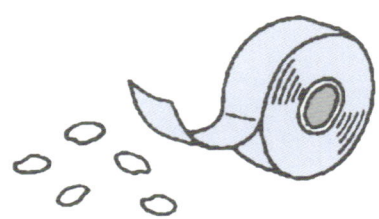

무릎을 너무 펴도, 너무 구부려도 효과적인 자극이 안 됩니다. 무릎을 45° 정도 구부린 상태에서 붙이세요.

경혈요법으로 통증을 제거한다 ⑩

위로 올라가려 할 때 무릎 바깥쪽에서 느껴지는 통증

★ 음릉천(陰陵泉) 혈
⬇
무릎 관절 둘레의 근육을 풀어준다
⬇
「음릉천」은 여기

이 도구를 쓰면 효과 2배
● 머리핀이나 볼펜 뒤
시원하고 기분 좋게 아픈 세기로 누르세요.
● 골프 티
가볍게 단시간 누르세요. 반드시 사용 전의 새 것으로.

다리와 같은 쪽 손바닥을 무릎 뒤쪽에 갖다 댔을 때 중지 끝이 닿는 위치

 이렇게 누른다 | **반대쪽 엄지손가락으로**

무릎을 구부리고 앉아서 구부린 다리와 반대쪽 엄지손가락으로 누르세요. 다소 통증이 느껴질 테니 너무 아프지 않은 정도의 힘으로.

 이렇게 누르는 방법도 | **둘이 있을 때는 모로 누워서**

모로 누워서 상대가 혈을 눌러줄 쪽 다리를 구부립니다. 힘이 쉽게 들어가므로 조절해가며 누르세요.

2. 프로가 알려주는 「무릎통증 치료 39가지 방법」

경혈요법으로 통증을 제거한다 11

피로나 뻐근함이 느껴지면 곧바로

★ 족삼리(足三里) 혈

소화와 배설을 컨트롤해서 피로를 제거한다

「족삼리」는 여기

이 도구를 쓰면 효과 2배
● 쌀알 테이프
통증이나 냉증이 느껴지면 바로 붙이세요.
● 드라이어
냉해져서 아픈 경우에는 20cm 정도 떨어져서 15분가량 따뜻하게 해주세요.

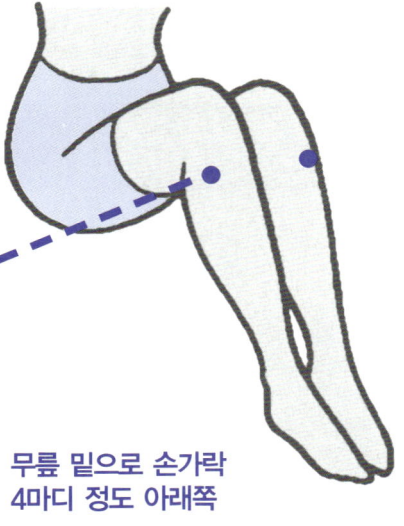

무릎 밑으로 손가락 4마디 정도 아래쪽

 이렇게 누른다 | 이렇게 누르는 방법도

피로나 뻐근함이 느껴지면 곧바로

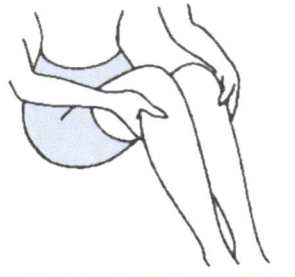

두 다리에 각각 엄지손가락을 갖다 대고 세게 누르세요. 다른 4개의 손가락은 종아리에 붙입니다.

남이 눌러줄 때는

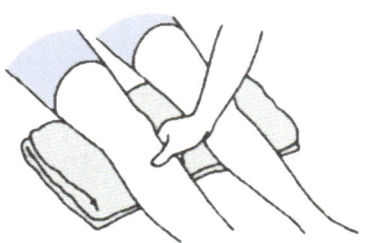

두 다리에 통증이 있는 경우에도 한쪽씩 엄지손가락을 이용해 누르세요.

냉증이나 피로에서 오는 통증에

★ **용천(湧泉) 혈**
⬇
피로 회복에 효과적인 혈
⬇
「용천」은 여기

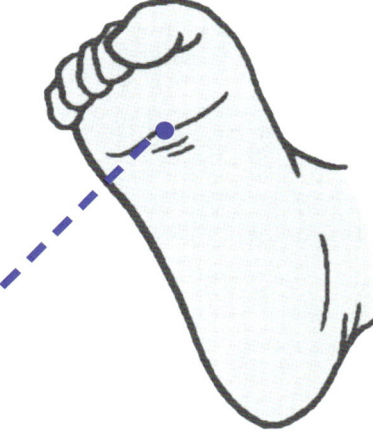

발바닥 장심보다 약간 발끝 쪽. 모든 발가락을 구부렸을 때 푹 들어가는 곳

이 도구를 쓰면 효과 2배

- **머리핀이나 골프 티**
  피부가 상하지 않을 정도로 힘을 주어 세게 누르세요.
- **이쑤시개 다발**
  너무 세게 눌러서 피부에 상처가 나지 않도록.
- **골프공**
  공 위에 발을 얹고 떼굴떼굴 굴리세요.

이렇게 누른다

일하는 틈틈이 손쉽게 할 수 있다

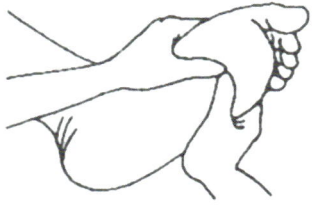

양손의 엄지손가락 끝을 이용해 세게 누르며 주무르세요. 용천이 따뜻해질 때까지 1분 정도 반복해 눌러줍니다.

이렇게 누르는 방법도

불균등한 자극이 시원하다

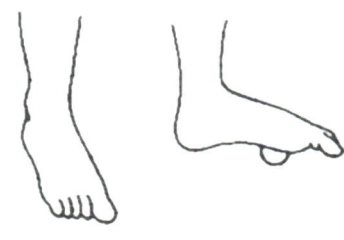

골프공을 원을 그리듯이 굴려주면 힘차게 자극할 수 있습니다.

한도도 한계도 스스로 알 수 있다

따뜻하거나 차갑거나 온도 차이가 결정적
온냉요법이란

목적 체온을 조절하여 증상을 억제한다.

따뜻하게 해주면 효과적인 증상

- 근육피로에서 오는 통증이나 뻐근함
- 몸이 냉해서 유발되는 뻐근함과 묵직함
- 혈액 흐름이 나쁜 데서 오는 묵직함과 저림

이것으로 따뜻하게 해준다
- 손난로 ●곤약 온습포 ●족욕 ●목욕 ●스팀타월

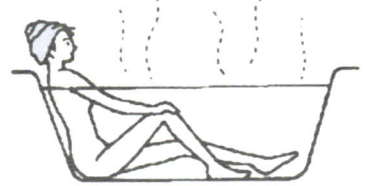

한마디 더

따뜻하게 해줄 때는 이 점을 주의
- 도구를 사용할 때는 살에 직접 대지 않는다.
- 장시간 대고 있으면 저온 화상의 우려가 있다.
- 따뜻하게 해준 뒤에 몸이 냉해지지 않도록 한다.

차갑게 해주면 효과적인 증상

- 부위와 상관없이 갑작스러운 통증
- 염증에서 오는 붓기나 부종

이것으로 차갑게 해준다
- 캔 음료 ●파스 ●비닐봉지에 넣은 얼음

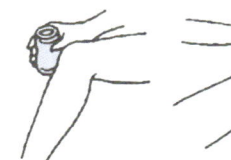

한마디 더

차갑게 해줄 때는 이 점을 주의
- 도구를 사용할 때는 살에 직접 대지 않는다.
- 너무 차갑게 하면 혈액순환이 나빠진다. 대략 15분까지.
- 처방 후에는 몸을 닦아 젖은 채로 놔두지 않는다.

따뜻하게 해주면 이렇게 낫는다

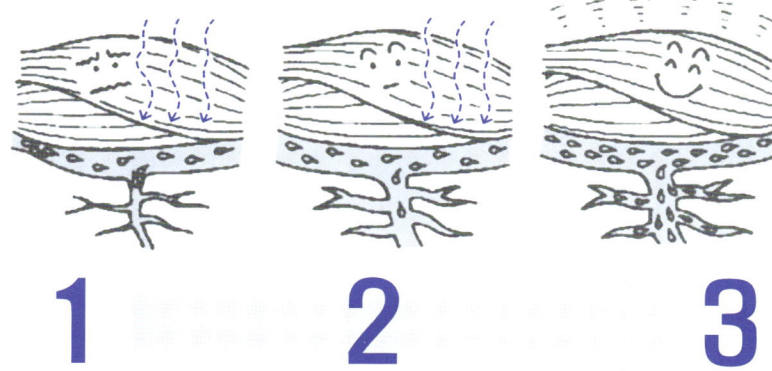

1. 냉증 등으로 수축된 혈관이 따뜻해지면서 벌어진다.
2. 몸의 말단이나 모세혈관에도 혈액이 골고루 퍼진다.
3. 혈액이 온몸을 돌고 돌아 근육이 풀린다.

차갑게 해주면 이렇게 낫는다

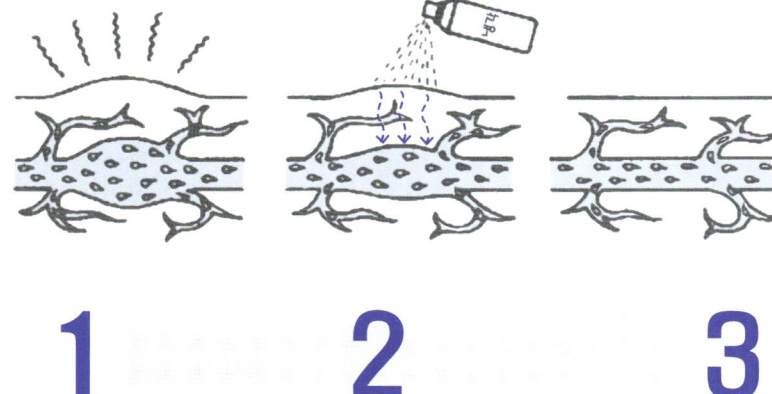

1. 다친 부위가 염증 때문에 열이 난다.
2. 차갑게 식혀준 부위의 혈관이 수축되면서 붓기가 빠진다.
3. 본래의 온도로 돌아가도록 혈관이 벌어지고 혈액순환이 좋아진다.

온냉요법으로 통증을 제거한다 1

나이가 들면서 오는 무릎 근육의 통증에 ★

> 집에서 간편하게 할 수 있는 요법 → 시중에서 파는 시트를 이용해 증기의 열로 따뜻하게 해준다

이래서 증기 온열요법이 좋다
- 혈액 안에 쌓인 통증의 원인을 밀어 흘려보낸다.
- 간편하게 덥혀줄 수 있다.
- 장시간 따뜻해서 릴랙스 효과도 쉽게 얻을 수 있다.

이 점은 주의
- 취침할 때는 벗겨지기 쉬우므로 사용하지 않는다.
- 피부가 약한 사람은 피부가 상할 수도 있다.
- 무릎 관절에 주사를 맞은 직후에는 붓기나 통증의 원인이 될 가능성이 있다.
- 열, 붓기 등의 염증이 있는 부위는 붓기나 통증을 악화시킬 가능성이 있다.
- 설명서에 적힌 사용상 주의사항을 지킨다.

이런 식으로 따뜻하게

무릎의 앞쪽, 뒤쪽에 붙인다

냉해서 시큰거리며 아플 때는 따뜻하게 해주세요. 통증이 있는 부분을 중심으로 온열시트를 붙입니다. 약 10분 정도면 깊은 곳까지 온기가 쫙 퍼집니다. 그 위에 서포터를 착용하면 더 광범위한 부위를 따뜻하게 해줄 수 있습니다.

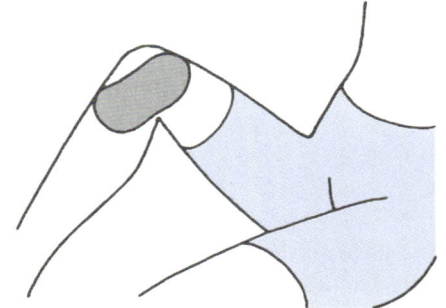

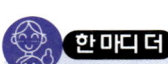 **한마디 더**

매일 사용하는 경우에는 피부의 부담을 덜어주기 위해 붙이는 위치를 바꿔주세요.

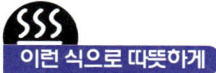

아픈 쪽 발바닥 장심에 붙인다

무릎에 통증이 있는 쪽 발바닥에 시트를 붙이세요. 장심을 중심으로 따뜻하게 해 줍니다. 그 위로 양말을 덧신으면 잘 안 벗겨집니다.

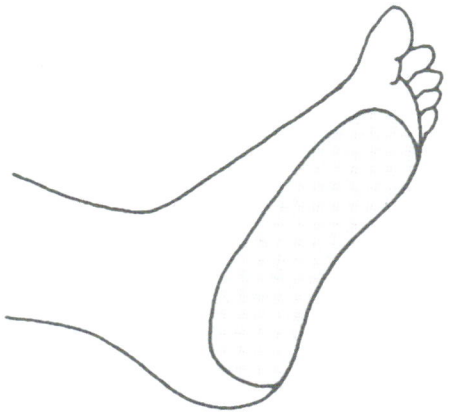

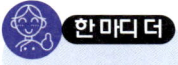

발바닥에 붙였을 때는 신발을 신지 마세요. 시트에 공기가 잘 들어가지 않아 따뜻해지지 않습니다.

온냉요법으로 통증을 제거한다 2

관절의 통증이나 신경통, 류머티즘에

★ 집에서 만드는 스팀타월 ➡ 몸의 심지부터 따뜻해지며 온열요법의 지름길, 낫는다

이래서 스팀타월이 좋다
- 스스로 온도를 조절할 수 있다.
- 몸의 심지부터 따뜻해지며 통증이 가신다.
- 정신적인 릴랙스 효과가 있다.

이 점은 주의
- 환부에 직접 대지 않는다.
- 타월을 너무 많이 짜지 않는다.
- 비닐봉지의 주둥이는 열어둔다.
- 따뜻하게 했는데 통증이 커질 때는 바로 중단한다.

스팀타월 만드는 법

1

마른 핸드타월 2~4장, 비닐봉지 1장을 준비하세요.

2
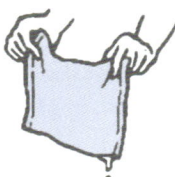
타월 1~2장을 적셔서 가볍게 짜세요. 타월의 모서리를 잡았을 때 가볍게 물이 뚝뚝 떨어지는 정도가 딱 알맞게 적신 것입니다.

3
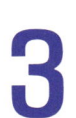
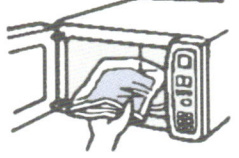
젖은 타월을 비닐봉지에 넣어서 전자레인지에 넣습니다. 비닐봉지의 주둥이는 열어둔 채로 1분간 데우세요.

4
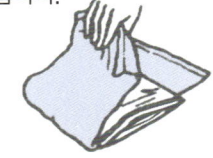
비닐봉지에 들어있는 상태로 꺼내 마른 타월로 싸주세요. 겹치는 타월 개수로 온도를 조절합니다.

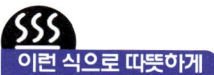

슬개골을 중심으로 무릎 전체를 따뜻하게 해준다

슬개골을 중심으로 무릎 전체를 골고루 따뜻하게 해주세요.

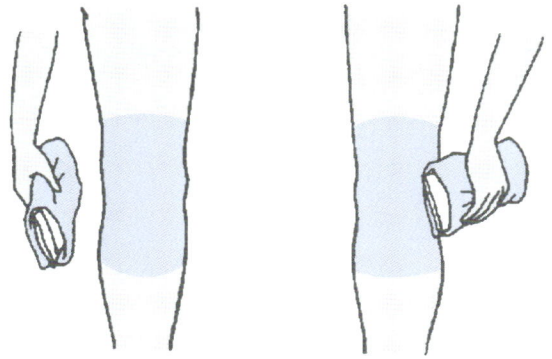

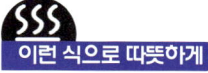

15분 x 2번의 30분

무릎 전체를 타월로 묶어 15분 정도 따뜻하게 해주세요. 타월이 서서히 식어버리므로 다시 데워서 15분 더 따뜻하게 해줍니다.

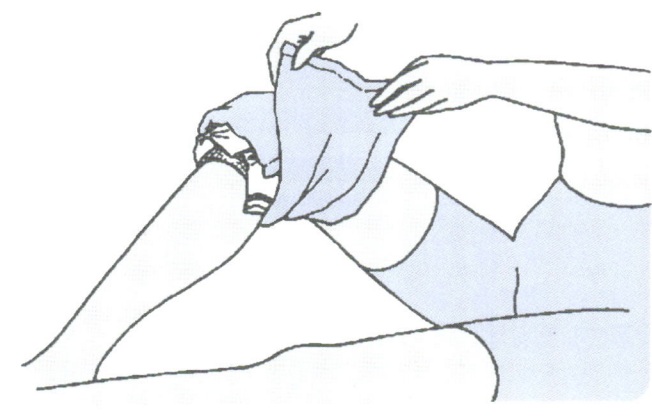

온냉요법으로 통증을 제거한다 ③

류머티즘이나 신경통, ★ 피로에서 오는 통증에

곤약 온습포 ➡ **가온성과 습도가 통증을 제거한다**

이래서 곤약 온습포가 좋다
- 지압하기 힘든 깊은 곳까지 따뜻하게 해줄 수 있다.
- 반복적으로 사용할 수 있다.
- 차갑게 만들면 냉각습포로도 사용할 수 있다.

이 점은 주의
- 무릎을 곤약으로 덮은 채로 무릎을 쭉 펴고 앉아있으면 무릎 뒤쪽이 화상을 입기 쉽다.
- 환부에 직접 대지 말고 타월로 감싼다.
- 오래된 곤약은 버린다.

곤약 온습포 만드는 방법

1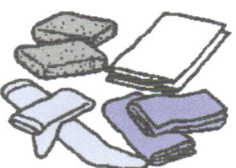
곤약, 타월, 스타킹, 투명봉지를 각각 2개씩 준비하세요.

2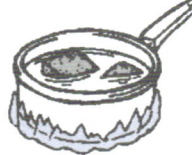
냄비에 곤약과 곤약이 전부 잠길 정도로 물을 넣고 가열하세요. 팔팔 끓고 나면 약불로 10분 정도 더 끓입니다.

3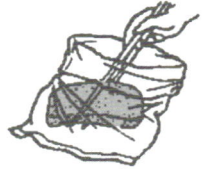
곤약을 투명봉지에 넣고 안에 공기가 남지 않도록 잘 싸세요. 화상을 조심해야 됩니다.

4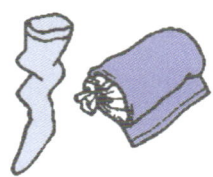
타월로 곤약이 든 투명봉지를 잘 싸서 스타킹 속에 넣으세요. 이것을 2개 만들고 봉지를 감싸는 타월 두께로 온도를 조절합니다.

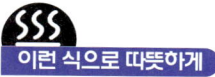

2개로 무릎을 30분간 덮어둔다

슬개골 쪽과 뒤쪽에 대고 무릎 전체를 감싸듯이 타월로 감으세요. 대략 30분입니다.

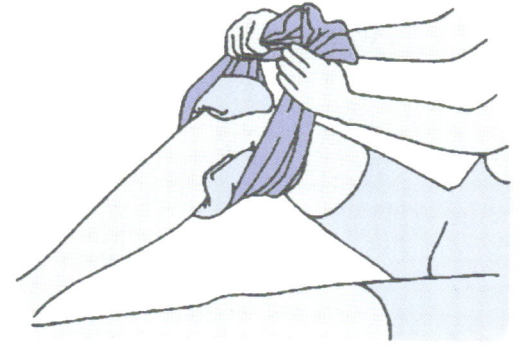

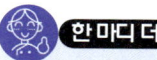 한마디 더

곤약 온습포를 감고 난 뒤 오랫동안 앉아있으면 바닥과 다리 무게 사이에 낀 무릎 뒤쪽이 저온화상을 입을 우려가 있습니다. 감고 있는 동안에는 의자나 쿠션 위에 앉아계세요.

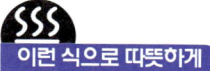

남은 열로 다른 부위도 따뜻하게 해준다

데운 지 30분 정도 지나더라도 곤약에는 충분한 열이 남아있습니다. 이것을 이용해서 종아리나 허벅지, 발바닥도 30분 정도 따뜻하게 해주세요.

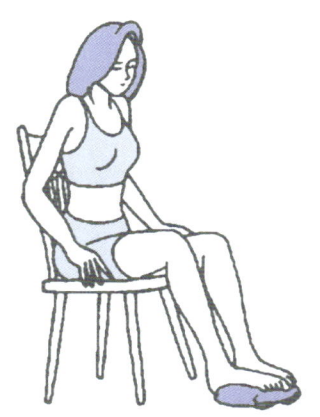
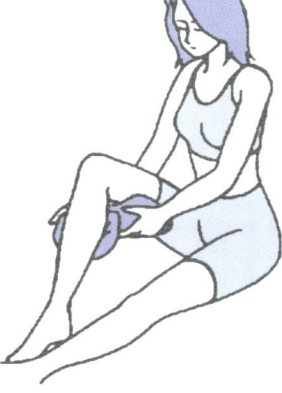

온냉요법으로 통증을 제거한다 4

만성적인 통증이나 냉증에서 오는 통증에

★ 생강 온습포 → 혈을 따뜻하게 해준다 생강의 약효와 뜸의 효과로

이래서 생강 온습포가 좋다
- 신진대사를 활성화시켜 준다.
- 광범위한 부위를 따뜻하게 해줄 수 있기 때문에 혈의 위치는 대충 잡아도 된다.
- 고열로 찜질하지 않아도 효과가 있다.

이 점은 주의
- 환부에 직접 대지 말고 거즈로 감싼다.
- 재활용은 하지 말고 쓰더라도 2번까지만.
- 붓기나 부종이 있을 때는 하지 않는다.

생강 온습포 만드는 방법

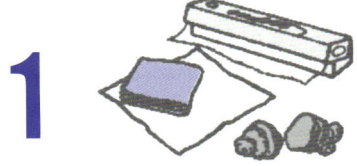

1 반으로 자른 생강 1개와 거즈 2~3장, 랩을 준비하세요.

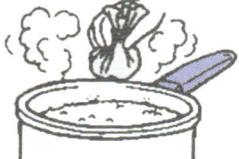

2 생강을 랩으로 싸서 팔팔 끓는 물에 1분 정도 데우세요.

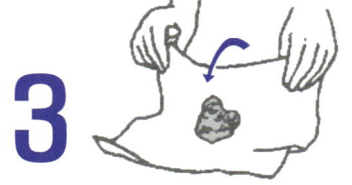

3 따뜻하게 데워진 생강을 1장의 거즈로 잘 쌉니다.

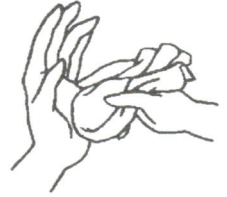

4 그것을 1~2장의 거즈로 더 싸서 따뜻하게 느껴지는 온도로 조절하세요.

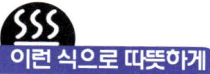
슬개골 주변에 통증이 느껴지면

통증이 있는 부위에 10분 정도 갖다 대세요. 5분 정도 대고 있다가 빨개지거나 가려워지면 즉각 중단하세요.

 **한마디 더**

체질적으로 생강이 안 맞는 분도 있습니다. 환부에 대기 전에 팔뚝에 갖다 대서 혹 피부에 이상이 없는지 확인하세요.

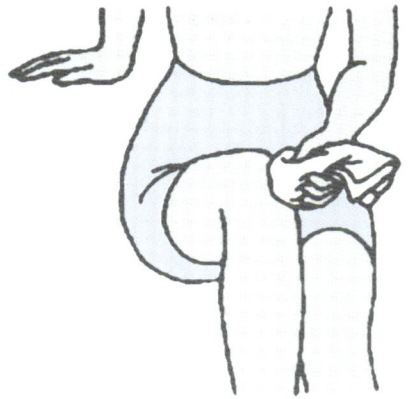

무릎 안쪽이 아픈 경우에는

아픈 부위에 붓기나 부종이 없는지 확인하고 10분~15분 정도 갖다 대세요.

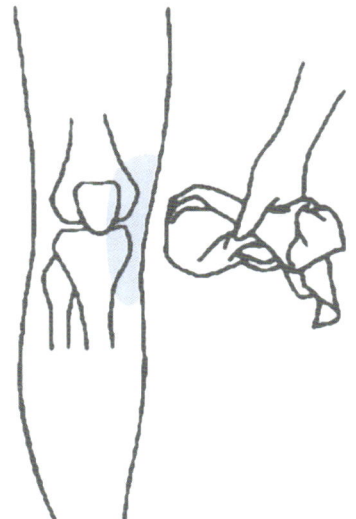

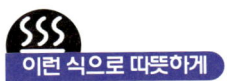

무릎 바깥쪽이 아픈 경우에는

환부를 손바닥으로 만져서 열이 없는지 확인하세요. 열이 없으면 10분~15분 정도 갖다 대세요.

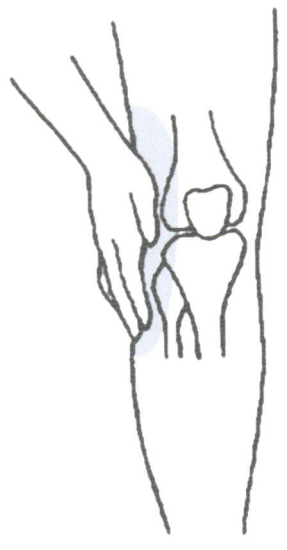

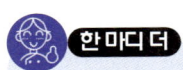

곤약은 반복해서 사용할 수 있지만 생강은 약 성분이 거즈에 스며들어 버립니다. 사용하면 할수록 본래의 효과가 사라지기 때문에 재활용은 딱 1번만. 1개의 생강은 2번까지만 사용하세요.

온냉요법으로 통증을 제거한다 5

만성 통증부터
운동 후의 피로까지

몸의 심지부터 피로를 풀어준다
입욕제를 효과적으로 사용해
목욕으로 따뜻하게 해준다

이래서 목욕으로 따뜻하게 해주는 것이 좋다
- 입욕제와의 조합을 통해 다른 효과를 볼 수 있다.
- 장시간 온몸을 따뜻하게 해줄 수 있다.
- 마사지나 스트레칭과 조합하면 더욱 효과적.

이 점은 주의
- 욕실과 탈의실 온도를 똑같이 맞춘다.
- 하루 2~3번 이상 씻으면 피로감이 더 커진다.
- 갑자기 무릎이 아플 때는 목욕을 하지 않는다.

입욕제로 효과 증대

이런 식으로 따뜻하게

고형 입욕제로
그날의 피로를 풀어준다

고형 입욕제에서 나오는 탄산가스의 기포가 온수에 녹아들어 피부에 침투, 혈액순환을 좋게 해줍니다.

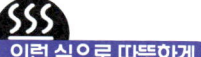
이런 식으로 따뜻하게

분말 입욕제로
보온성을 높여준다

분말 입욕제는 피부를 감싸는 막과 같은 역할을 해주기 때문에 목욕 후의 보온효과가 지속됩니다.

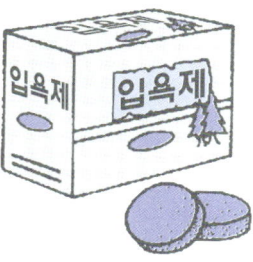
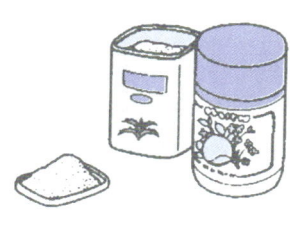

1 10분 정도 탕에 몸을 담근다

무릎을 가볍게 구부리고 탕에 몸을 담근 채 허벅지나 종아리를 움직여주세요. 슬개골을 가볍게 문지르는 것만으로도 효과가 있습니다.

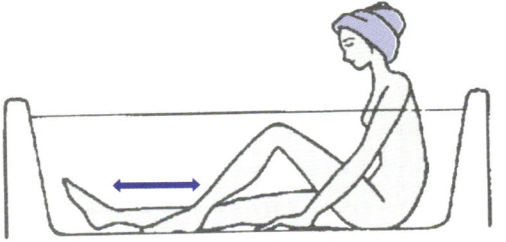

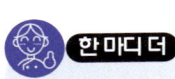

한마디 더

물의 온도는 40°C 전후로 '조금 미지근한가' 싶을 정도로 맞추세요.

2 욕조에서 나와 1분간 샤워

20°C 정도의 냉수로 1분가량 샤워하세요. 통증이 있는 부위에 집중적으로 물을 끼얹습니다.

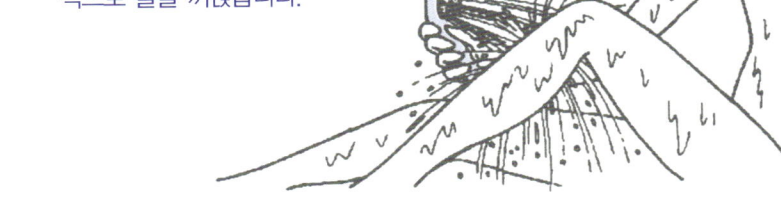

3 다시 탕에 들어가 5분 정도 몸을 담근다

이 다음은 1분 샤워, 5분 입수를 4~5번 반복한 뒤 목욕을 마치세요.

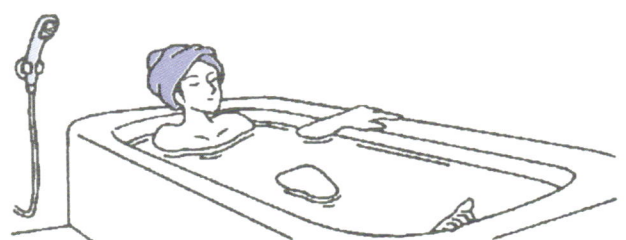

통증이 생겨난 직후에

붓기나 부종을 억제한다
아프기 시작하면 차갑게 해줘서
얼음이나 아이스 팩으로 차갑게 해준다

이래서 얼음이나 아이스 팩으로 냉찜질하는 것이 좋다
- 갑작스러운 통증을 쉽게 진정시켜 준다.
- 열에서 오는 붓기나 부종을 억제한다.
- 기분이 상쾌해져서 정신적으로도 안정이 된다.

이 점은 주의
- 냉찜질을 했는데 아프기 시작하면 바로 중단한다.
- 때때로 느낌을 확인해서 너무 냉해지지 않도록 한다.
- 다른 냉찜질 방법과 병행하되 하루 합계 1시간을 한도로 삼는다.

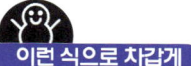
이런 식으로 차갑게

얼음으로 15분 정도 차갑게 해준다

얼음을 비닐봉지에 넣어서 비닐봉지의 주둥이를 꽉 묶은 다음 타월로 싸주세요. 그 안에 소금을 뿌리면 장시간 지속됩니다. '15분 정도 냉찜질 해주고, 5분 정도 휴식' 세트를 최고 4번까지 반복하세요. 하루에 1시간 이상은 냉찜질을 하면 안 됩니다.

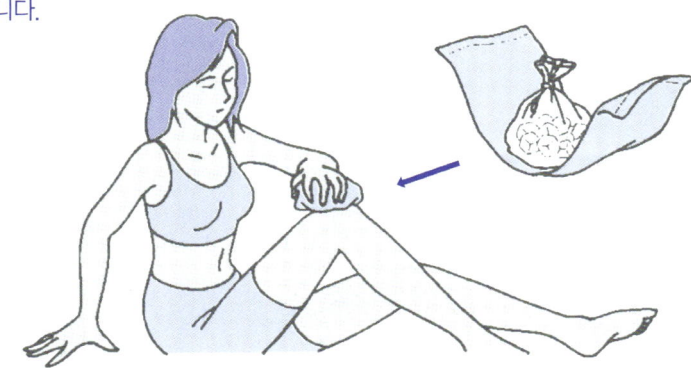

이런 식으로 차갑게
파스로 차갑게 식혀준다

파스가 가까이에 있는 경우에는 그것을 사용하세요. 단, 파스를 붙였다고 해서 갑자기 움직이는 것은 금물. 통증이 가라앉을 때까지 쉬어주세요.

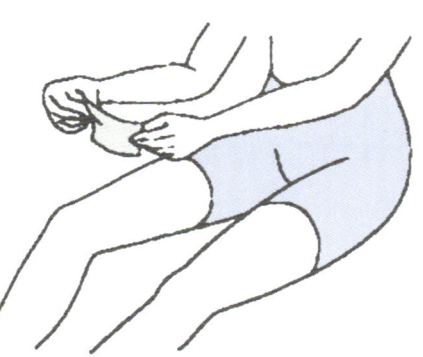

 한마디 더
급격한 통증에는 이 소염제를

1. '냉각 타입'의 파스를 사용한다
온감 타입의 파스에는 혈액순환을 좋게 만드는 효과가 있습니다. 급성 통증을 따뜻하게 해주면 통증이 커지고 붓기나 부종이 심해지는 경우도 있으니 반드시 '냉각 타입'의 파스를 사용하세요.

2. 스프레이 타입도 OK
'스포츠 후에'라고 대대적으로 선전하는 스프레이식 에어졸에는 근육을 차갑게 식혀주는 효과가 있습니다. 급격한 통증에는 이런 타입도 쓸 수 있습니다.

3. 로션이나 크림 타입은 요주의
이 타입에는 피부를 자극해서 혈액 순환을 좋게 만드는 효과가 있습니다. 그렇게 되면 환부를 따뜻하게 해줄 때와 같은 효과가 있으므로 '냉각'이라고 적혀있지 않는 한 가급적 쓰지 마세요.

이런 식으로 차갑게
시원한 캔 음료로 차갑게 식혀준다

야외에서도 비교적 쉽게 손에 넣을 수 있는 것이 캔 음료입니다. 손수건 같은 것으로 잘 감싸서 환부에 대고 차갑게 식혀주세요.

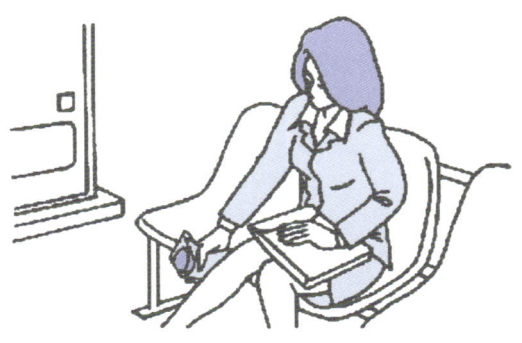

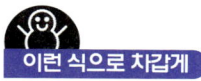
이런 식으로 차갑게

그늘에 있던 돌멩이

그늘에 있던 돌멩이나 개울 속에 있던 자갈을 몇 개 손수건으로 잘 싸서 환부에 대고 차갑게 식혀주세요.

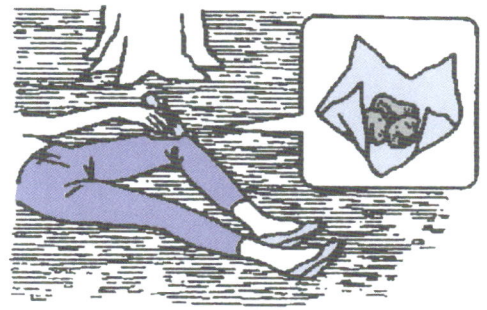

한마디 더

냉찜질의 효과는 금속용기가 가장 오래 갑니다. 시원한 페트병은 체온으로 쉽게 따뜻해져서 효과가 몇 분밖에 안 갑니다.

마사지의 ABC를 안다

손을 통해 전달되는 온기와 편안함
마사지 치료법

이래서 마사지가 시원하다
- 혈액순환이 좋아져서 피로가 잘 쌓이지 않는 몸으로 회복된다.
- 근육이나 관절의 유연성이 회복된다.
- 근육에 쌓인 젖산이 빠지고 피로감이 사라진다.
- 피로할 때의 신경 흥분을 완화시켜 정신적인 안정감을 준다.

순서의 ABC

1. 경찰(輕擦)요법으로 워밍업   *경찰요법 : 가볍게 밀착하여 근육을 문지르는 방법.
혈액순환을 좋게 해서 마사지가 가장 잘 듣는 밑바탕을 만들어줍니다.

2. 유날(柔捏)요법으로 세게 주무르기   *유날요법 : 시원하게 느낄 정도로 강하게 주물러 근육을 풀어주는 방법.
긴 시간(10~30분)에 걸쳐 뭉쳐있는 부위나
그 주변을 풀어줍니다.

3. 경찰요법으로 쿨다운
근육이나 신경의 과도한 흥분을 풀어주어 근육통이 잘 일어나지 않게 해줍니다.

효과 2배의 조합

● **마사지 전에 목욕을 한다**
혈액순환이 좋아져 마사지 효과가 커집니다.

● **향을 맡는다**
향이나 방향제, 에센셜 오일을 사용해서 정신적으로 릴랙스해지면 효과가 커집니다.

● **유연성을 높여주는 스트레칭**
마사지로 근육이 풀어지고 부드러워지기 때문에 근육의 유연성이 커지는 스트레칭이 효과적입니다.

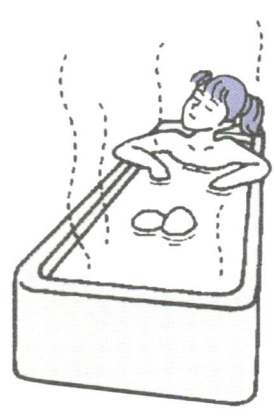

남을 마사지 해줄 때의 ABC

●**손을 따뜻하게 예열해둔다**
차가운 손에 닿으면 릴랙스 할 수 없고, 오히려 근육이 긴장됩니다.

●**반지나 시계를 풀고 손톱을 조심한다**
얇은 옷 위로 맨살을 만지는 것이기 때문에 손톱 등으로 피부에 상처를 주게 될 가능성이 있습니다.

●**용변은 미리 마쳐둔다**
용변 때문에 도중에 중단하게 되면 기껏 나타나기 시작한 효과가 반감됩니다.

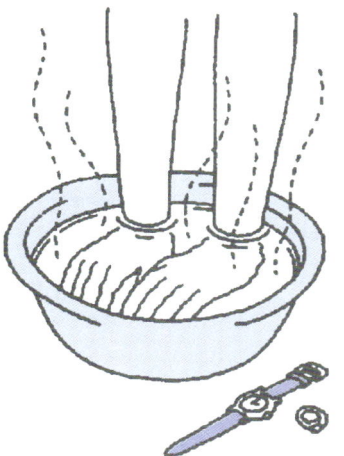

이런 때는 하지 마세요

●**몸이 극단적으로 피곤할 때**
우선은 휴식(수면)을 취해 피로를 풀어주는 것이 제일입니다.

●**타박이나 골절, 염좌나 탈구 등이 있을 때**
혈액순환이 좋아지면 붓기나 통증이 커집니다.

●**스포츠를 한 직후**
근육이 후끈 달아올라 있기 때문에 미지근한 물로 샤워하는 등 먼저 열기를 식혀주는 것이 우선입니다.

●**식전이나 식후**
마사지의 자극이 불쾌감이나 구역질의 원인이 될 수도 있으므로 식전, 식후에는 부적절합니다.

●**술을 마신 후**
알코올로 근육이나 신경의 감각이 둔해져있기 때문에 자극이 강해지기 쉽고, 내출혈이 잘 일어나므로 피하세요.

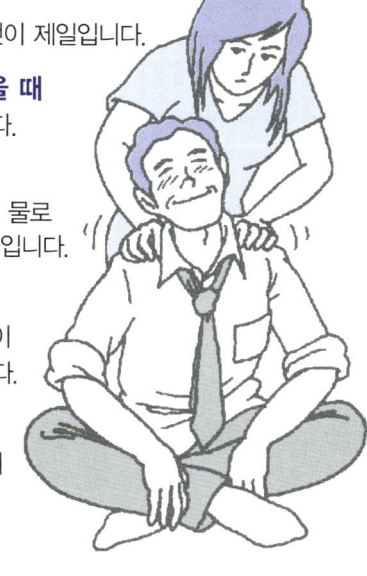

마사지의 처음과 끝에

혈액순환을 좋게 해주고 피로를 천천히 회복시켜 준다

살을 문지르는 경찰(輕擦)요법

가볍게 문지르는 경찰요법

경찰요법은 가령 다리라면 '발끝에서 가랑이 쪽으로', 허리라면 '엉덩이에서 등 쪽으로'와 같이 심장에서 먼 부위에서 가까운 곳으로 가볍게 따뜻함이 느껴질 정도로 문지르는 방법입니다.

가벼움의 기준은 힘을 너무 주지도 않고, 너무 빠르지도 않게 하는 것입니다.

경찰요법의 3가지 방식

1. 손바닥 전체로 문지른다
등부터 허리에 이르는 부위, 엉덩이나 허벅지 등의 커다란 근육을 문지를 때 사용합니다.

2. 손가락 두 가닥으로 문지른다
엄지와 검지 사이에 끼우듯이 문지르세요. 손가락이나 발처럼 세밀한 부분을 문지를 때 사용합니다.

3. 손가락 네 가닥으로 문지른다
엄지 외에 4개의 손가락으로 문지르세요. 정강이나 가슴, 종아리나 팔뚝을 문지를 때 사용합니다.

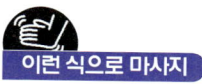
이런 식으로 마사지

손을 피부에 찰싹 붙이고 환부에 따뜻함이 느껴질 정도의 세기로 문지르세요.

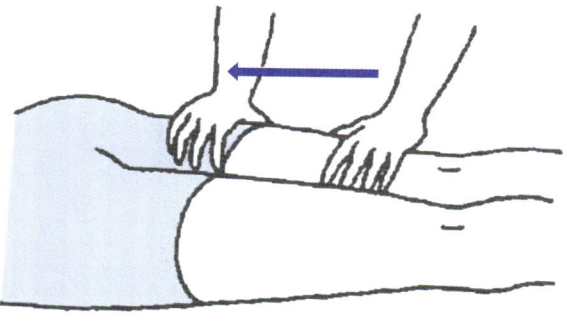

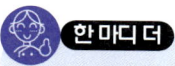
한 마디 더

경찰요법의 가장 큰 효과는 혈액순환(혈액이나 림프의 흐름)을 좋게 해주는 것입니다.

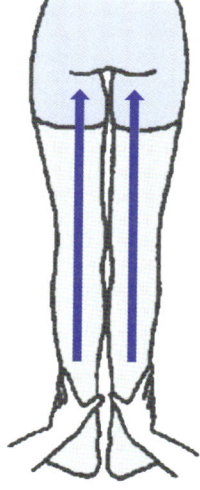

2. 프로가 알려주는 「무릎통증 치료 39가지 방법」

결리거나 뻐근한 근육을 중점적으로

근육의 수축력과 저항력을 높여주고
피로를 풀어준다

근육을 주무르는 유날(柔捏)요법

강하게 주물러 풀어주는 유날요법
유날요법도 심장과 먼 부위에서 가까운 곳으로 다가오는 것이 기본이지만 원을 그리듯이 주무르며 올라옵니다.
강하게 주무르라는 것은 상대방이 아파할 정도의 세기가 아니라, 어디까지나 시원하게 느낄 정도의 세기를 말합니다.

유날요법의 3가지 방식

1. 손바닥 전체로 주무른다
등부터 허리에 이르는 부위, 엉덩이나 허벅지 등의 커다란 근육을 주무를 때 사용합니다.

2. 손가락 두 가닥으로 주무른다
엄지와 검지를 사용해서 주무르세요. 손가락이나 발처럼 세밀한 부분을 주무를 때 사용합니다.

3. 손가락 뿌리부분으로 주무른다
엄지나 새끼손가락의 뿌리부분으로 주무르세요. 허리나 등, 허벅지 등과 같은 평편한 근육을 주무를 때 사용합니다.

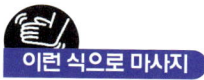
이런 식으로 마사지

손바닥에서 손목과 가까운 부분을 이용해서 치대듯이 주무르세요.

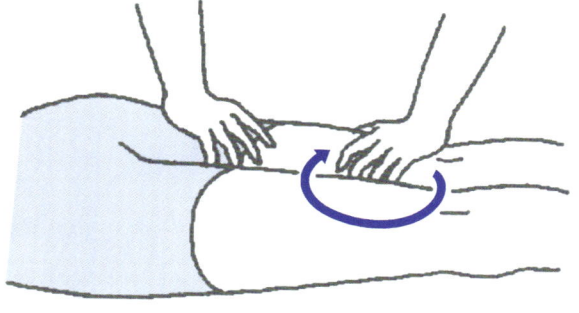

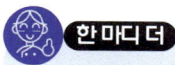
한 마디 더

유날요법은 팔의 힘으로 주무르는 것이 아니라 팔을 통해서 환부에 전 체중을 싣듯이 힘을 가하는 것입니다.

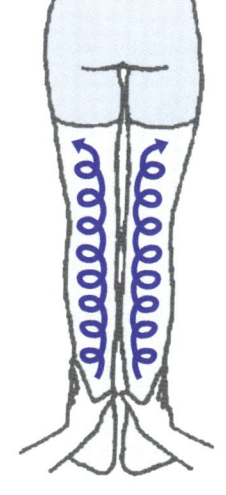

마사지로 통증을 제거한다 1

무릎을 지탱하는 위쪽 근육을 풀어준다

★ 허벅지 마사지 → 허벅지의 피로를 없애준다 무릎 주변을 주무르기 전에

이런 식으로 마사지 1

허벅지 뒤쪽을 경찰요법으로 2분

엎드려 누워서 무릎을 구부리고 무릎 바로 뒤부터 엉덩이 뿌리부분까지 문지르세요. 일정한 힘으로 무릎부터 엉덩이 사이를 마치 혈액을 심장으로 보내듯이 한 방향으로 문지릅니다.

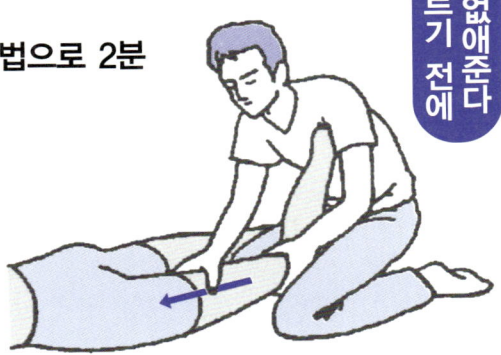

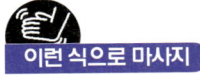
한마디 더

무릎을 구부리고 있으면 다음 유날요법으로 자세를 바꾸지 않고 바로 옮겨갈 수 있습니다. 구부렸을 때 아픈 경우에는 무릎 밑에 얇은 쿠션 등을 깔고 다리 전체를 펴주세요.

이런 식으로 마사지 2

양손을 포개서 유날요법으로 5분

허벅지 바깥쪽과 안쪽으로 나눠서 각각 2번씩 주무르세요. 엉덩이로 가까이 갈수록 근육이 두껍고 커지므로 무릎 바로 뒤는 가볍고 빠르게, 엉덩이 쪽으로 다가갈수록 강하고 천천히 눌러주세요.

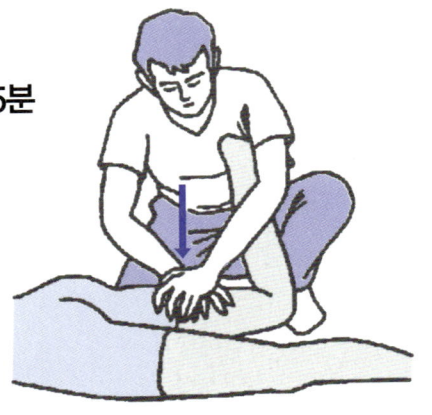

한마디 더

경찰요법에서 유날요법까지를 1세트로 삼아 한쪽 다리씩 주무르세요.

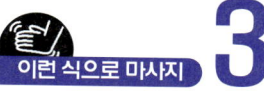

허벅지 앞쪽을 경찰요법으로 2분

무릎 바로 위에서 다리 뿌리부분까지 가볍게 문지르세요. 바깥쪽에서 안쪽으로 3~4번 부위를 바꿔줍니다.

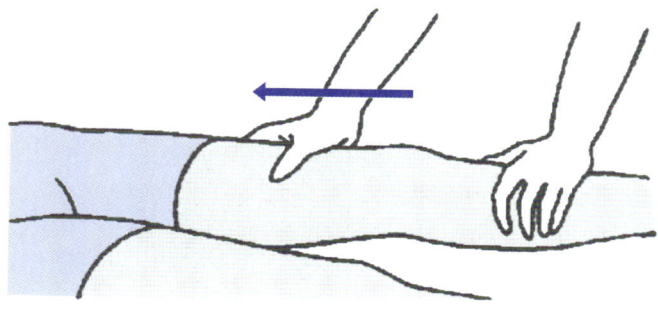

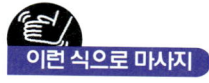

뼈에서 근육을 벗겨내듯이 꼬집어 올리며 5분

한 손을 무릎 밑에 집어넣습니다. 표면의 근육뿐만 아니라 깊은 곳에 있는 근육도 함께 천천히 꼬집어 올립니다. 마사지를 하고 있는 손이 살에서 떨어지지 않도록 하세요.

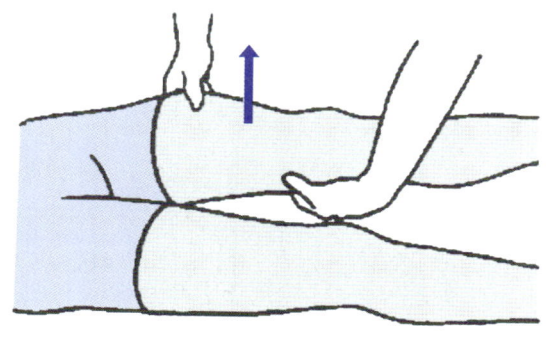

혼자서 할 수 있는 마사지

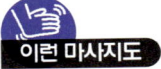
이런 마사지도

앉아서 양손으로 감싼다

안쪽과 뒤쪽 근육은 앉아서 양손으로 꼬집어 올리듯이 주무르세요.

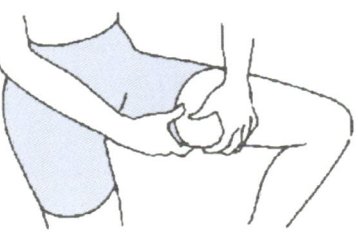

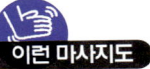
이런 마사지도

앞쪽은 3번으로 나눠서

허벅지 앞쪽의 근육은 바깥쪽, 가운데, 안쪽 3번으로 나눠서 각각 2~3번씩, 언제나 양손으로 주무르세요.

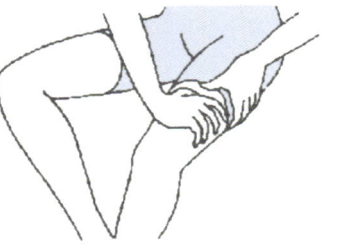

무릎을 지탱하는 아래쪽 근육을 풀어준다

★ 종아리 마사지 ➡ 종아리의 피로를 없애준다 무릎 주변을 주무르기 전에

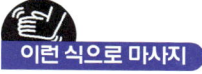
이런 식으로 마사지

무릎을 구부리고 단숨에 문지른다

무릎을 구부리고 한 손을 발목 부근에 갖다 대세요. 아킬레스건 부근부터 무릎 뒤쪽까지 단숨에 문지릅니다. 중간에 손이 살에서 떨어지지 않도록 하세요.

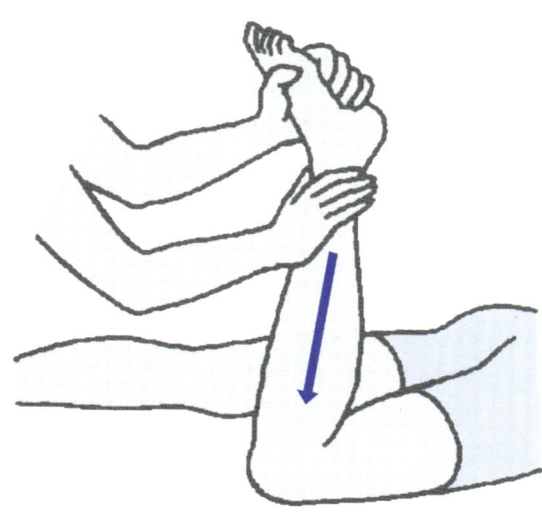

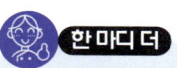
한마디 더

1초에 1~2번 문지를 수 있는 속도로 한쪽당 5초 정도 문지르세요.

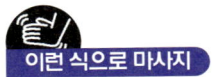

표면을 풀어주고 그 후에 깊은 곳으로

엄지손가락을 이용해서 발꿈치에서 무릎 쪽으로 주물러서 풀어주세요. 5번 정도 주무른 다음 경찰요법으로 1번 문지르세요. 이걸 4~5번 반복합니다.

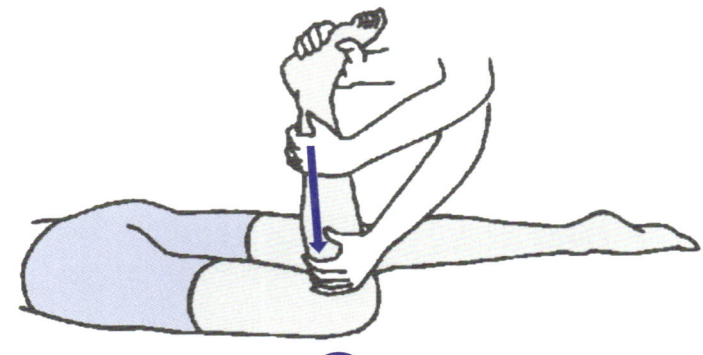

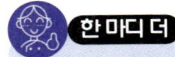

너무 갑작스레 세게 문지르지 말고 2~3번은 표면 근육만 풀어주세요. 슬슬 풀어졌다 싶으면 남은 2~3번으로 깊은 곳에 있는 근육까지 풀어줍니다.

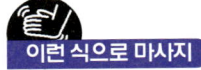

일정한 힘으로 1분간 문지른다

한 손으로 발바닥을 잡고 반대쪽 손은 항상 살에 밀착시켜 놓은 채 일정 세기로 문지르세요. 문지르는 방향은 발목 쪽에서 무릎 쪽입니다.

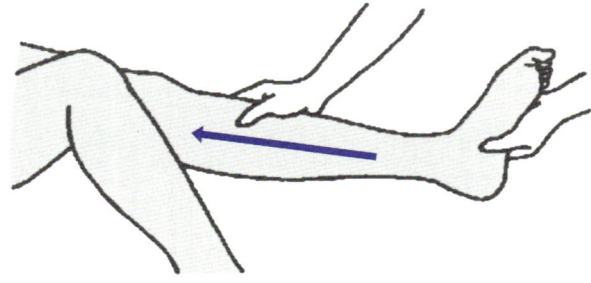

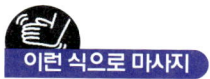
이런 식으로 마사지

천천히 5분. 마지막에는 가볍게 문지른다

양손의 엄지손가락을 포개서 한 자리를 2~3번씩, 무릎으로 가까이 갈수록 세게 천천히 주무르세요. 끝나기 전에 경찰요법으로 가볍게 문지르세요.

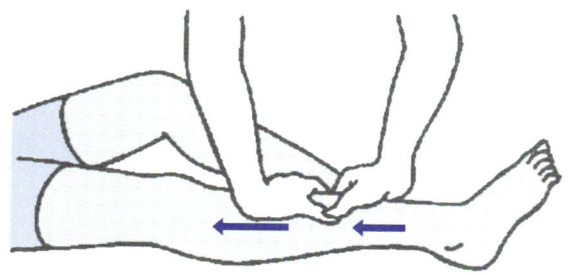

혼자서 할 수 있는 마사지

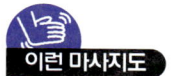
이런 마사지도

양쪽에서 정강이를 감싸듯이

무릎을 세우고 앉아 양손으로 정강이를 감싸고 엄지손가락 외에 다른 손가락들은 세우세요. 정강이뼈 양옆에 있는 근육을 수직으로 누르며 5분 정도 주물러 주세요.

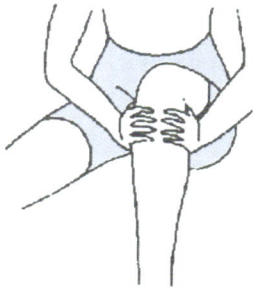

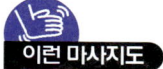
이런 마사지도

무릎을 세우고 꼬집듯이

처음에 가볍게 문지른 다음 엄지와 검지로 꼬집듯이 2~3분 주물러 주세요.

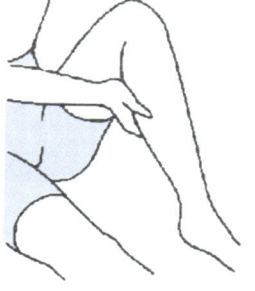

마사지로 통증을 제거한다 3

무릎 주변을 직접 풀어준다

★ 무릎 주변 마사지 → 자극해서 피로를 제거한다 인대와 작은 근육을

이런 통증이 있을 때는 하지 않는다
- 무릎 자체에 통증이 있다.
- 붓기나 열이 있다.
- 물이나 피가 고여서 부어있다.
- 전혀 구부릴 수가 없다.

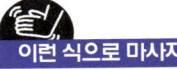

손바닥으로 문지른다

다리를 펴고 반듯이 드러누우세요. 무릎 전체를 덮듯이 손바닥을 둥글게 말고 심장 쪽을 향해 가볍게 1분 정도 문지릅니다.

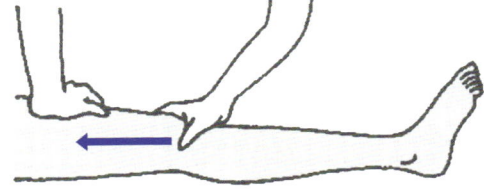

 한마디 더

문지르고 있지 않은 손은 허벅지 부근에 가볍게 올려두세요.

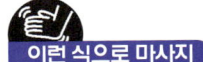

엄지손가락으로 5분 정도 누르듯이 주무른다

무릎을 가볍게 구부리고 슬개골과 그 주변에 있는 뼈(대퇴골) 사이에 손가락 살 부분을 집어넣으세요. 슬개골을 따라 가볍게 5분 정도 누릅니다.

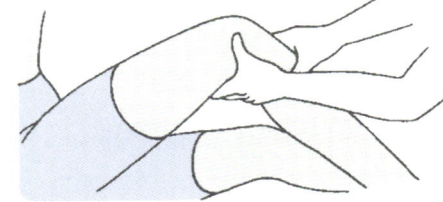

 한마디 더

엄지손가락이 굵은 사람은 자칫 슬개골 자체도 눌러버릴 우려가 있습니다. 그런 경우에는 검지나 중지를 사용하세요.

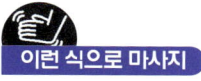
이런 식으로 마사지

다리를 펴고 엎드린 채로

얼굴 밑에 쿠션이나 베개를 깔고 다리를 펴고 엎드리세요. 무릎 뒤편 안쪽 근육을 꼬집어서 원을 그리듯이 5~6번 천천히, 너무 세지 않은 정도로만 돌리세요. 마찬가지로 바깥쪽 근육도 꼬집어 돌립니다.

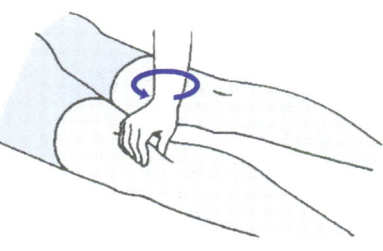

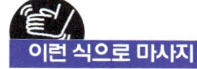
이런 식으로 마사지

무릎을 구부리고 꼬집어 올린다

발등을 잡고 무릎을 구부리세요. 허벅지와 무릎의 경계선에 있는 근육을 꼬집어 올려 5초 정도 가만히 있다가 뗍니다. 이것을 5번 반복하세요.

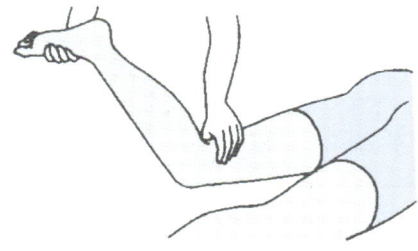

혼자서 할 수 있는 마사지

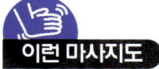
이런 마사지도

뒤쪽을 향해 문지른다

무릎을 가볍게 구부리고 슬개골에서 뒤쪽을 향해 5번 정도 반복해 문지른다.

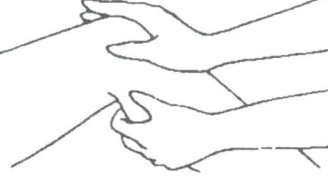

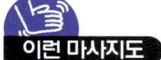
이런 마사지도

한 손으로 무릎을 끌어안고

한 손을 무릎 밑 정강이에 갖다 대고 흔들리지 않도록 잘 받쳐주세요. 반대쪽 엄지와 검지의 살 부분을 이용해 슬개골 주위를 눌러줍니다. 골고루 2~3바퀴 돌아주세요.

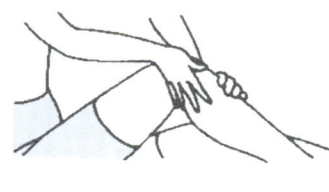

몸을 움직이며 치료한다 1

무릎의 케어와 예방에
누워서 대퇴사두근을 단련한다

★ 무릎의 스트레칭을 겸한 근력 강화

➡ 아침에 일어나서 4~5번

횟수 4~5번
- 발끝을 너무 쭉 펴지 않는다.
- 동시에 배골도 쭉 펴는 느낌으로.
- 스트레칭 전 준비운동으로서도 최적.
- 이튿날 허벅지에 통증이나 뻐근함이 느껴지면 과도하게 한 것. 다음 날부터는 횟수를 줄인다.

의식해야 될 부분
허벅지 앞쪽의 근육

1 턱을 당기고 몸 전체를 편다
반듯이 드러누워 두 다리를 모으고 온몸을 릴랙스 시킵니다.

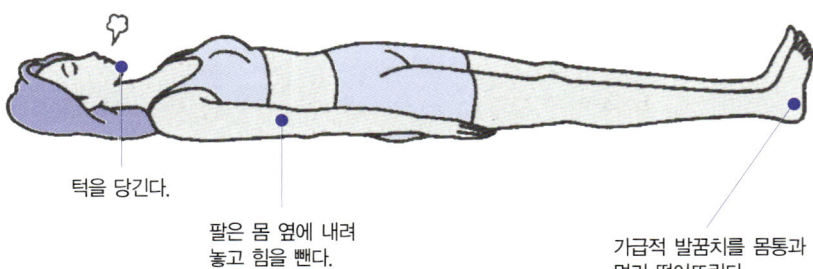

- 턱을 당긴다.
- 팔은 몸 옆에 내려놓고 힘을 뺀다.
- 가급적 발꿈치를 몸통과 멀리 떨어뜨린다.

2 팔은 편하게 힘을 빼고

두 다리의 허벅지와 무릎에 힘을 주고 약 5초 동안 근육을 긴장시킵니다.

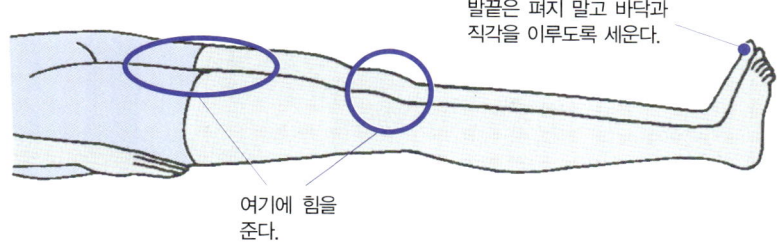

발끝은 펴지 말고 바닥과 직각을 이루도록 세운다.

여기에 힘을 준다.

3 2~3초의 휴식을 끼워 넣고

두 다리의 허벅지와 무릎에 넣었던 힘을 빼고 약 2~3초 동안 쉽니다. 이것을 4~5번 반복하세요.

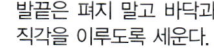

발끝은 펴지 말고 바닥과 직각을 이루도록 세운다.

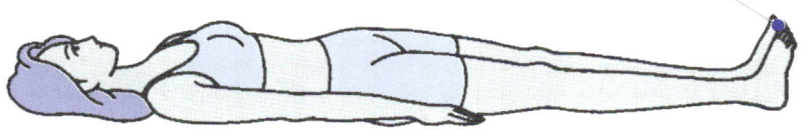

발끝을 쭉 펴고 힘을 준다

두 다리의 허벅지와 무릎에 힘을 줄 때 발끝을 쭉 펴면 반대쪽 정강이 근육이 펴져서 대퇴사두근을 단련한다는 효과가 변질되어 버립니다.

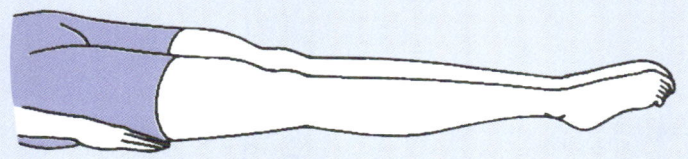

몸을 움직이며 치료한다 ②

무릎의 케어와 예방에
의자에 앉아서 대퇴사두근을 단련한다

★ '…하면서' 운동을 오래 지속하는 비결
➡ 좌우 두 다리를 5번씩

횟수 좌우 각각 5번 이상 하되 상한은 없다
- 무릎이 부어 있으면 하지 않는다.
- 물이 고여 있는 경우에는 하지 않는다.
- 발끝을 높이 올리는 것이 목적이 아니다.

의식해야 될 부분
허벅지 앞쪽의 근육

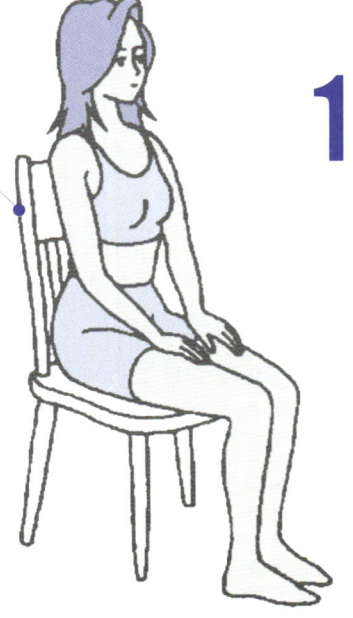

의자에 등받이가 있으면 등을 등받이에 댄다.

1 낮은 의자에 앉아서

낮은 의자에 앉아서 배를 집어넣고 등을 쭉 펍니다. 손은 허벅지와 무릎 사이, 약간 안쪽에 올려두세요.

2 쭉 펴고 5초간 정지

좌우 교대로 다리를 천천히 폅니다. 수평보다 약간 아래 정도에서 5초가량 멈춰 있다가 2~3초 동안 천천히 내리세요.

허벅지에 올려둔 손은 근육의 움직임을 확인하는 데에도 사용한다.

무릎이 완전히 펴질 때까지 다리를 펴면 부담이 가서 오히려 역효과.

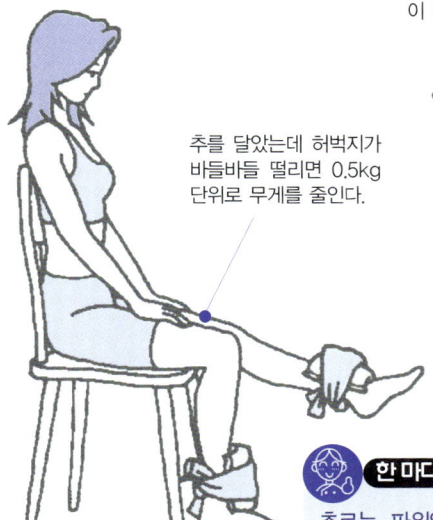

추를 달았는데 허벅지가 바들바들 떨리면 0.5kg 단위로 무게를 줄인다.

추를 달아본다

1kg 정도의 추를 달면 5번 정도로도 충분한 효과를 얻을 수 있습니다. 20번 이상 지속되면 0.5kg 단위로 무게를 늘리세요.

한마디 더

추로는 파워앵클이나 설탕 또는 소금봉지, 스키부츠 등과 같은 주변 물건들을 사용할 수 있습니다.

추가 없으면

추가 없는 경우에는 TV나 잡지를 보면서 하는 등 이른바 '…하면서 운동' 식으로 횟수를 늘려보세요.

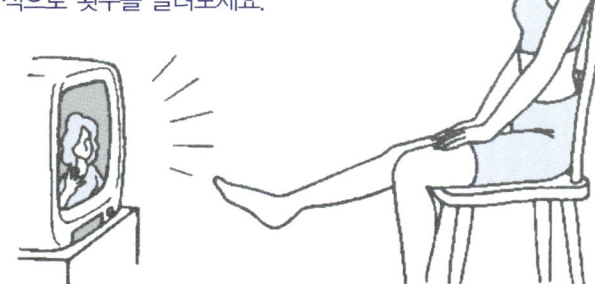

몸을 움직이며 치료한다 3

통증이 있는 경우의 근력 강화
바닥에 앉아서 대퇴사두근을 단련한다 ★

→ 아침·저녁으로 10~20번

→ 부담을 주지 않고 할 수 있다 무릎에 통증이 있어도

횟수 하루 2번, 각 10~20번씩
- 안 쓰는 쪽 다리는 펴둔다.
- 통증이 커지면 당장 중단한다.
- 다리를 릴랙스 시킨다.

의식해야 될 부분
허벅지 앞쪽의 근육

1 다리를 펴고 앉는다

다리를 펴고 바닥에 앉아 양손을 뒤쪽으로 돌려 몸을 지탱합니다. 다리는 릴랙스한 상태를 유지하세요.

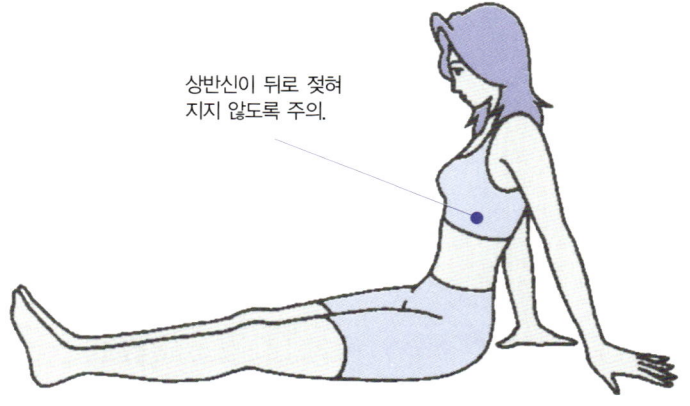

상반신이 뒤로 젖혀지지 않도록 주의.

2 무릎을 5초 동안 밀어붙인다

다음은 무릎 뒤를 바닥에 붙이듯이 허벅지에 힘을 줍니다. 힘을 준 상태로 5초 동안 멈춰 있다가 천천히 힘을 빼세요.

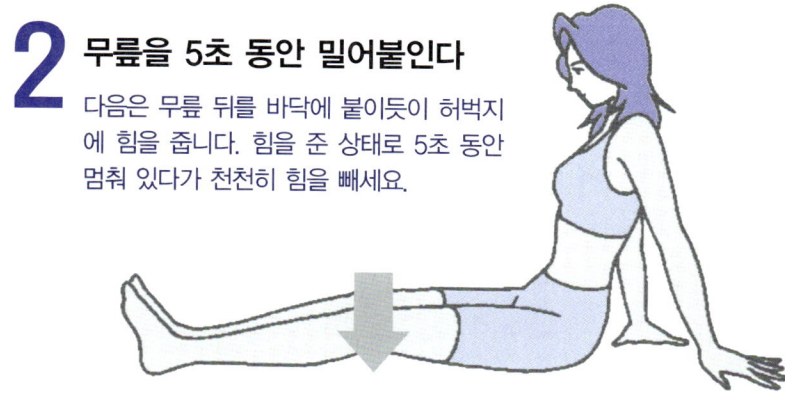

손으로 확인하면서

아프지 않은 쪽 무릎을 세우고 앉습니다. 양손의 엄지손가락을 슬개골에 대고 허벅지에 힘을 주세요. 힘이 제대로 들어가면 슬개골이 허벅지 쪽으로 몇 cm 움직입니다.

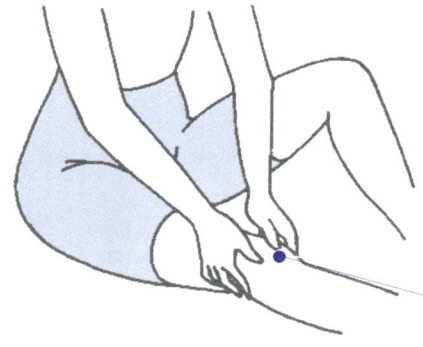

힘을 주어 슬개골이 움직이면 5초 정도 멈춰 있다가 천천히 힘을 뺀다.

근육 움직이는 방법을 잘 모르겠다면

무릎 밑에 접은 타월을 깝니다. 발끝을 좀 더 앞으로 내보내는 기분으로 허벅지에 힘을 주고 타월을 무릎 뒤로 꾹 짓누르세요.

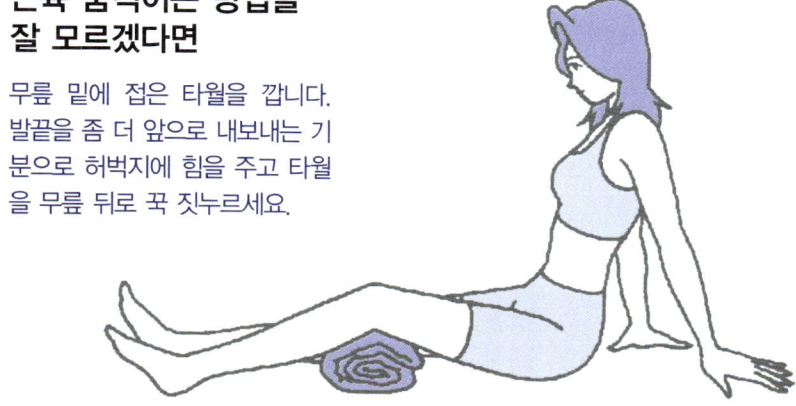

2. 프로가 알려주는 「무릎통증 치료 39가지 방법」

몸을 움직이며 치료한다 4

근력이 있는 사람의 무릎통증 대책
드러누워 근육 강화

★ **대퇴사두근 강화법**
더 큰 근력 부담을 안겨주는 ➡ 아픈 쪽 다리를 최소 10번

횟수 아픈 쪽 다리는 최소 10번, 가능한 두 다리 모두 실시한다
- 필요 이상으로 다리를 들어 올리지 않는다.
- 근력에 자신 없는 사람은 다른 방법으로 근력을 강화한다. (P.110, P.112 참조)
- 다리를 단번에 내리지 않는다.

의식해야 될 부분
허벅지 앞쪽의 근육

1 릴랙스하며 드러눕는다
반듯이 드러누워 다리를 똑바로 폅니다.
손은 편하게 몸 옆에 내려놓으세요.

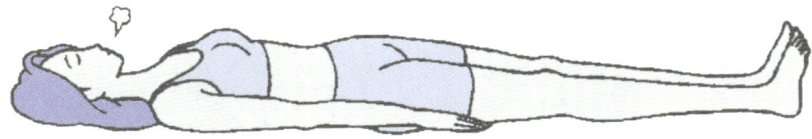

2 아픈 쪽 다리를 중심으로 단련한다
아픈 쪽 다리를 30°까지 천천히 들어올립니다. 들어올린 채로 5초 정도 멈춰 있다가 힘을 빼지 말고 천천히 내리세요. 이것을 10번 정도 반복합니다.

호흡을 멈추지 않도록.

다리를 약 30° 이상 올리면 복근운동으로 변해버린다.

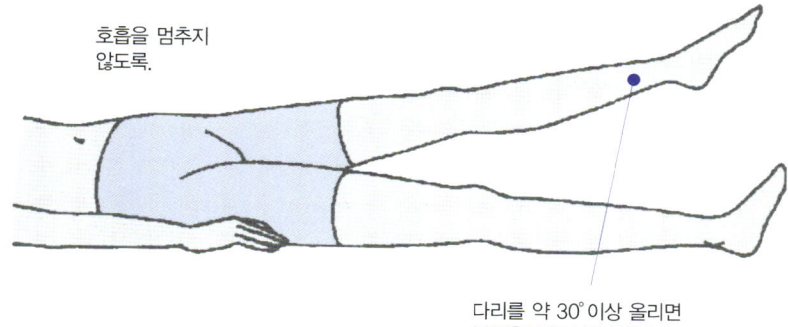

케어 스트레칭도

무릎을 구부려도 통증이 없으면 한쪽 무릎을 구부려서 양손으로 끌어안고 숨을 완전히 내쉰 다음에 천천히 내립니다. 통증이 있는 경우에는 목욕 중이나 목욕 후에 마사지를 해주세요.

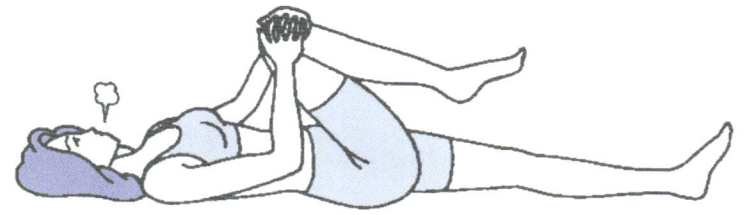

추를 달아서 근력 부담량을 강화

또한, 근력이 있는 사람은 발목에 1kg 정도의 추로써 파워앵클이나 봉지에 넣은 설탕, 소금을 타월로 묶어주세요. 추를 사용하면 부하가 올라가 효과가 더욱 커집니다.

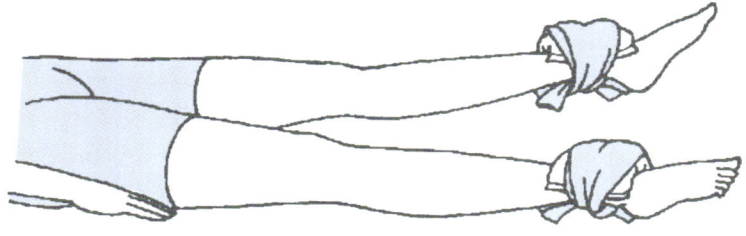

몸을 움직이며 치료한다 5

다리를 비틀었을 때 생기는 통증에
옆으로 돌아누워 근력 강화

★ 좌우 5번 이상 ➡ 걸을 수 있는 다리로 만든다 통증을 완화하고 경쾌하게

횟수 통증은 개의치 말고 두 다리 모두 5번 이상
- 무릎이 구부러지지 않도록 주의한다.
- 발끝은 필요 이상으로 펴지 않는다.
- 반동을 이용하지 않는다.

의식해야 될 부분
허벅지부터 고관절 사이의 안쪽 근육

1 몸을 양손으로 지탱한다

옆으로 돌아누워서 두 다리를 쭉 폅니다. 이때 양손으로 몸 앞을 짚어서 흔들리지 않도록 받쳐주세요.

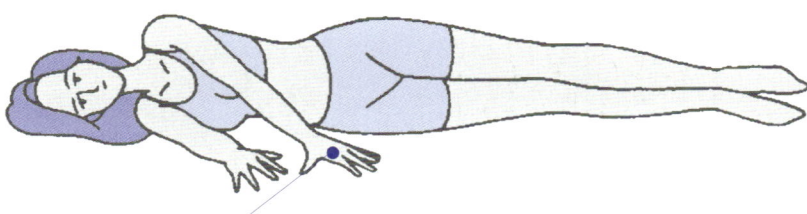

손이 몸과 너무 먼 곳을 짚으면 균형이 무너지기 쉽고 팔에 힘이 들어가게 된다.

 한마디 더
균형을 잘 못 잡는 사람은 등을 벽에 붙여서 몸을 안정시키세요.

2 올리고 5초간 정지

가랑이를 벌리듯이 위쪽 다리를 올립니다. 들어 올린 상태에서 5초 정도 멈춰 있다가 천천히 내리세요. 이것을 5번 반복합니다.

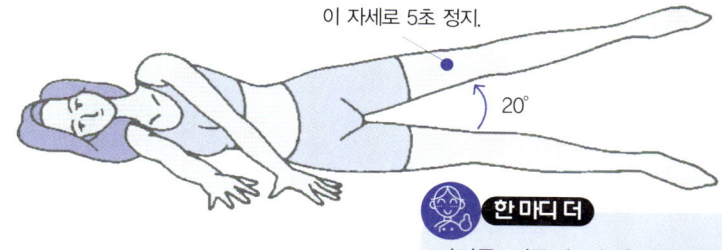

이 자세로 5초 정지.
20°

한마디 더
다리를 너무 높이 올리면 허리를 다치는 원인이 되기도 합니다. 다리를 올리는 각도는 20° 기준으로.

허벅지 안쪽의 스트레칭

반듯이 드러누워서 무릎을 세우고 손으로 서포트 해주면서 천천히 무릎을 쓰러뜨립니다. 무릎을 바닥에 붙이는 것이 아니라 조금 기분 좋게 아프다 싶은 지점에서 5초 정도 멈춰 있다가 돌아오세요. 이것을 4~5번 반복합니다.

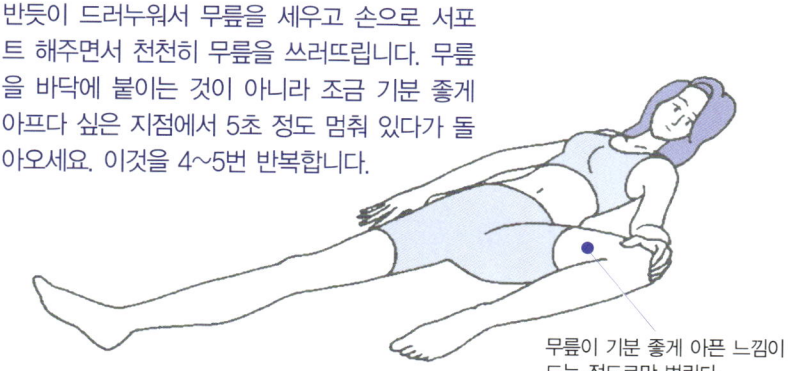

무릎이 기분 좋게 아픈 느낌이 드는 정도로만 벌린다.

근력 부담을 더해줄 때는 좀 적게

이 운동도 추를 달아주면 근력 부담을 늘릴 수 있습니다. 앞서 나온 운동보다 약간 가벼운 0.5kg 정도의 추를 타월로 묶어주세요.

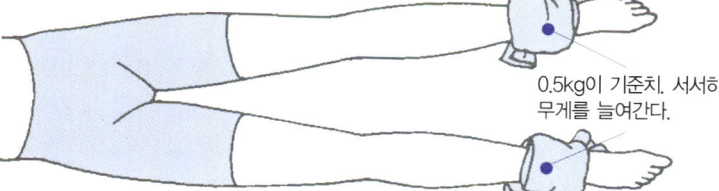

0.5kg이 기준치. 서서히 무게를 늘여간다.

몸을 움직이며 치료한다 6

무릎을 구부렸을 때 생기는 통증에
엎드려 근육 강화

 구부리는 동작에 사용하는 근육을 단련한다 → 한쪽당 5번을 기준으로

횟수 좌우 각각 5번 정도
- 몸이 뒤로 젖혀질 정도로는 다리를 올리지 않는다.
- 무릎을 구부리지 말고 다리를 올린다.
- 반동을 이용하면 요통이 생길 우려도 있으므로 요주의

의식해야 될 부분
허벅지 뒤쪽 근육

1 엎드려서 쿠션을 배 밑에 깔고

다리를 뻗으며 엎드리고 팔꿈치를 옆구리 부분까지 바짝 당깁니다. 요통을 방지하기 위해 배 밑에 쿠션을 까세요.

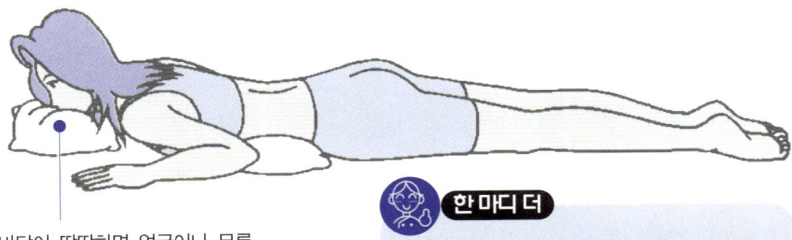

바닥이 딱딱하면 얼굴이나 무릎 밑에도 타월이나 쿠션을…

한마디 더
이 운동은 엉덩이 근육도 사용합니다. 엉덩이 처짐이 신경 쓰이는 사람에게도 적극 권장합니다.

2 20~30cm를 기준으로 다리를 올린다

전체를 붕 띄우듯이 바닥에서 대략 20~30cm 정도 다리를 들어 올립니다. 호흡을 멈추지 말고 5초 정도 이 자세를 유지한 다음 천천히 내리세요. 좌우 각각 5번 정도 실시합니다.

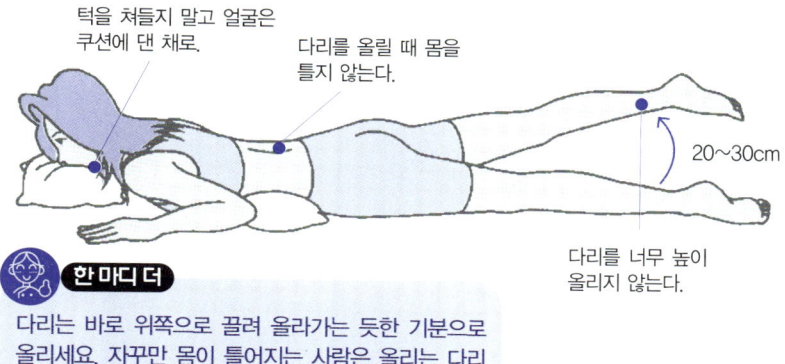

한마디 더

다리는 바로 위쪽으로 끌려 올라가는 듯한 기분으로 올리세요. 자꾸만 몸이 틀어지는 사람은 올리는 다리와 반대쪽 손을 들어보세요.

다른 사람에게 근력 부담 역할을 맡긴다

다른 사람에게 발목을 잡아달라고 해서 그 팔을 통째로 들어 올리는 요령으로 다리를 올립니다. 상대방이 전 체중을 실으면 허리에 부담이 가므로 발목을 가볍게 거머쥔 정도의 힘으로 조절해 달라고 하세요.

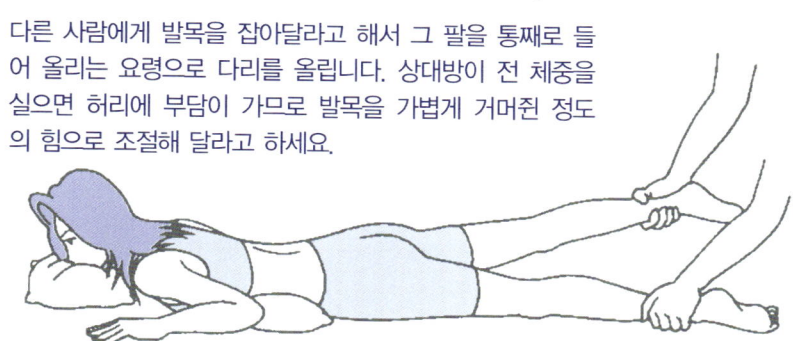

뻣뻣해서 잘 안 올라가는 사람은

억지로 들어 올리면 요통을 유발하는 경우도 있습니다. 그런 경우 무릎 밑에 책 등을 이용해 10cm 정도의 받침대를 배치하면 운동이 약간 수월해집니다.

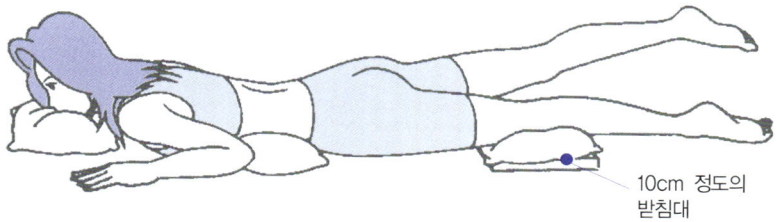

몸을 움직이며 치료한다 7

가벼운 O다리를 고친다
일상생활 속에서도 할 수 있는 O다리 교정법

★ 모델도 실천하고 있는 O다리 교정법 → 하루에 5번씩 하면 효과적

횟수 좌우 각각 5번씩
- 힘들면 하루 3번으로 줄인다.
- 운동 중에는 호흡을 멈추지 않는다.
- 매일 계속해야 비로소 효과가 나타난다.
- 무지외반에도 효과적.
- 안타깝게도 심각한 O다리에는 효과가 없다.

의식해야 될 부분
발목 바로 위, 정강이 바깥쪽 근육

선 채로 O다리 교정

한 손으로 받침대나 벽을 짚고 두 다리를 어깨너비 정도로 벌립니다. 등살을 쭉 편 채로 받침대나 벽과 반대쪽 다리에 중심을 싣고 발꿈치를 들어 올리고 발끝을 쫙 벌립니다. 5초간 체중을 실은 다음 5초간 릴랙스, 이것을 좌우 5번씩 반복하세요.

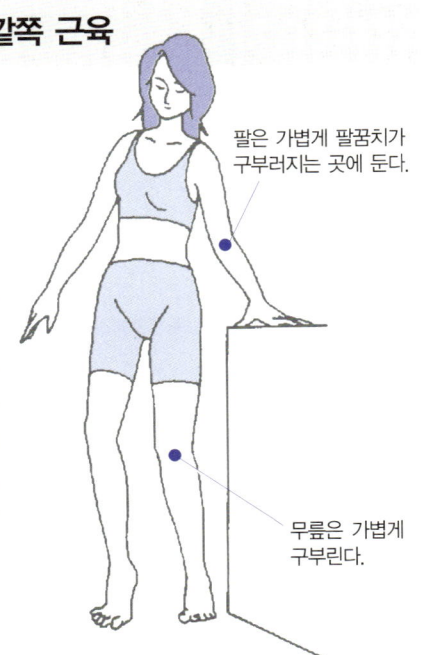

팔은 가볍게 팔꿈치가 구부러지는 곳에 둔다.

무릎은 가볍게 구부린다.

1 30~40cm의 타월을 깐다

바닥에 타월을 펼칩니다. 그 한쪽 끝에 발을 얹을 수 있는 위치에 의자를 놓고 앉으세요.

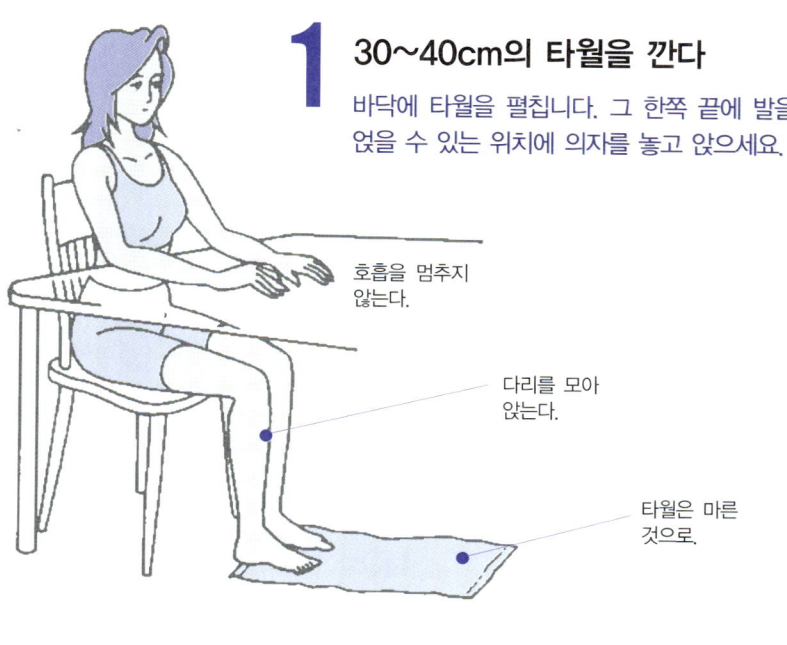

- 호흡을 멈추지 않는다.
- 다리를 모아 앉는다.
- 타월은 마른 것으로.

2 발꿈치를 허공에 띄우지 말고 발가락으로 타월을 잡아당긴다

한쪽 발가락으로 타월을 꼬집어 발밑으로 슬금슬금 잡아당깁니다. 타월의 반대쪽 끝부분이 발밑까지 오면 1번. 이것을 좌우 5번씩 반복하세요. 힘들면 횟수를 하루 3번으로 줄이세요.

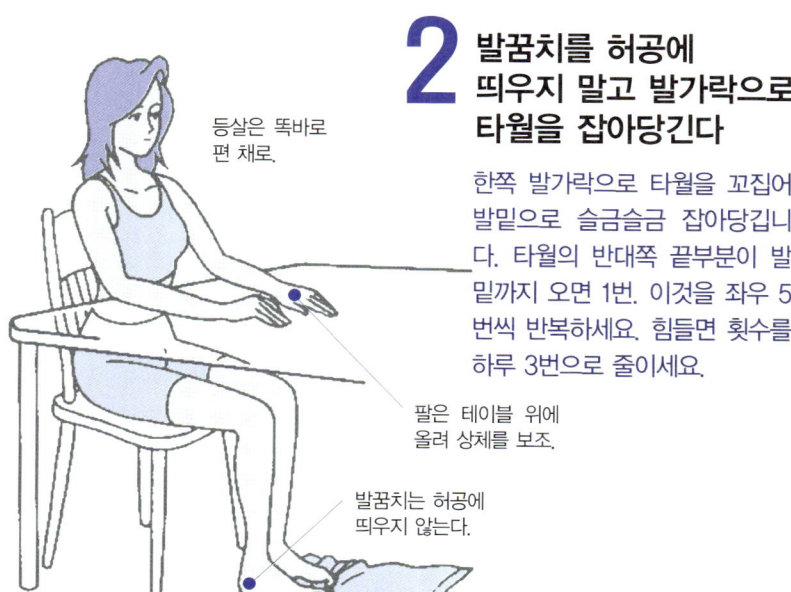

- 등살은 똑바로 편 채로.
- 팔은 테이블 위에 올려 상체를 보조.
- 발꿈치는 허공에 띄우지 않는다.

2. 프로가 알려주는 「무릎통증 치료 39가지 방법」

몸을 움직이며 치료한다 ⑧

종아리 근육의 통증
종아리부터 발목까지 스트레칭

★ 좌우 8번 이상씩 근육을 풀어준다 무릎을 일자로 유지하는

횟수 한쪽 다리당 8~10번씩 좌우로 실시한다
- 허리를 뒤로 빼지 않는다.
- 배를 앞으로 내밀지 않는다.
- 호흡을 멈추지 않는다.
- O다리의 교정효과도 있다.

의식해야 될 부분
종아리의 볼록한 부분

1 똑바로 서서 발끝을 바깥쪽으로

허리에 손을 얹고 똑바로 섭니다. 발끝을 서로 180° 되게 각각 옆으로 돌린 다음 다리를 앞뒤로 교차시키세요.

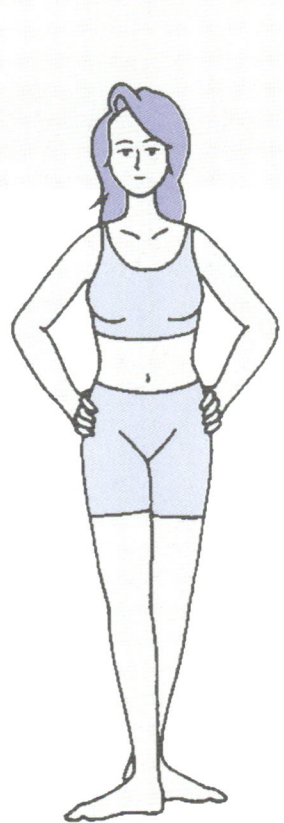

2 호흡에 주의하며

처음에 크게 숨을 들이쉬고 천천히 내쉬면서 무릎을 구부리기 시작합니다. 괴롭다고 느껴지기 직전에 멈추고 숨을 완전히 내뱉으세요.

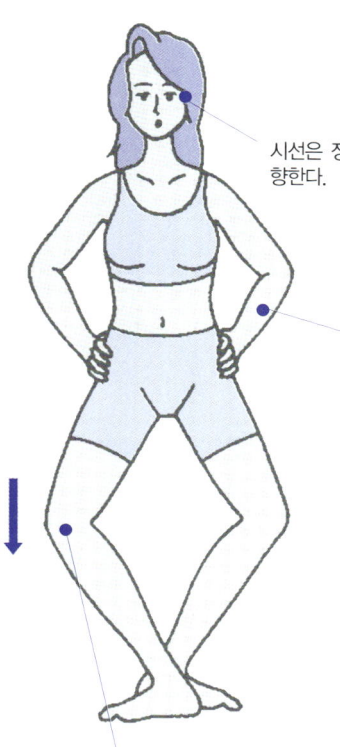

시선은 정면을 향한다.

이 자세가 힘들면 양손을 벽이나 테이블 위에 올린다.

굳이 통증을 참으면서까지 깊게 구부리지 않는다.

3 숨을 들이쉬며 무릎을 편다

무릎을 구부린 채로 숨을 들이쉬고 천천히 내쉬면서 원래의 자세로 돌아옵니다. 1번 할 때마다 다리의 위치를 바꾸고 좌우 각각 8번씩 실시하세요.

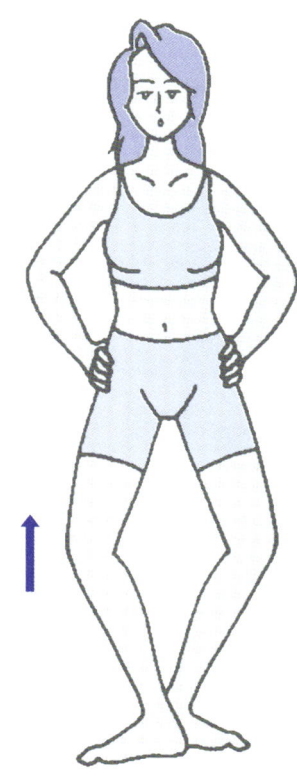

2. 프로가 알려주는 「무릎통증 치료 39가지 방법」

몸을 움직이며 치료한다 ⑨

하루의 끝에 이불 속에서
자기 전의 스트레칭

★ 한쪽 다리당 5번씩 좌우 모두 → 큰 근육을 풀어준다 무릎을 지탱하는

횟수 1번에 5초씩 5번 정도 좌우로 실시한다
- 동작에 반동을 이용하지 않는다.
- 자연스럽게 호흡한다.
- 목욕 후처럼 몸이 따뜻할 때 하는 것이 최적

의식해야 될 부분
허벅지 뒷면부터 종아리까지의 근육

1 발바닥에서 양손을 깍지 낀다

두 다리를 펴고 앉아 한쪽 다리의 무릎을 구부립니다. 구부린 쪽 발바닥에서 양손을 깍지 끼세요.

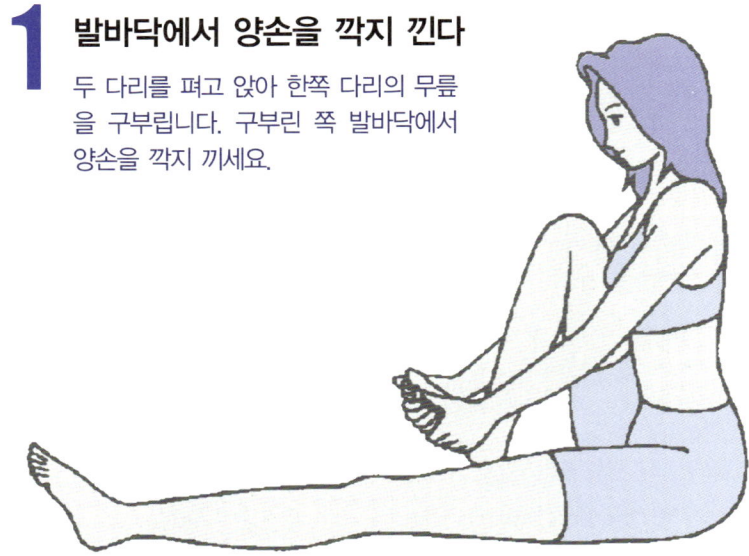

2 호흡을 멈추지 말고 5초간 정지

손을 댄 다리를 대각선 위쪽으로 뻗습니다. 허벅지의 뒤쪽 근육이 펴지면 5초 정도 멈추세요.

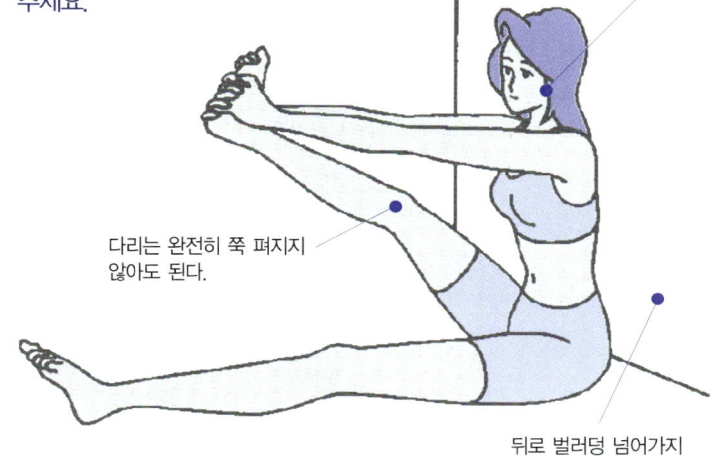

자연스럽게 계속 호흡한다.

다리는 완전히 쭉 펴지지 않아도 된다.

뒤로 벌러덩 넘어가지 않도록 벽 쪽에 앉는다.

3 천천히 내리고 다리를 바꾼다

무릎을 구부리면서 천천히 다리를 내리고 반대쪽 다리를 폅니다. 이것을 좌우 5번씩 반복하세요.

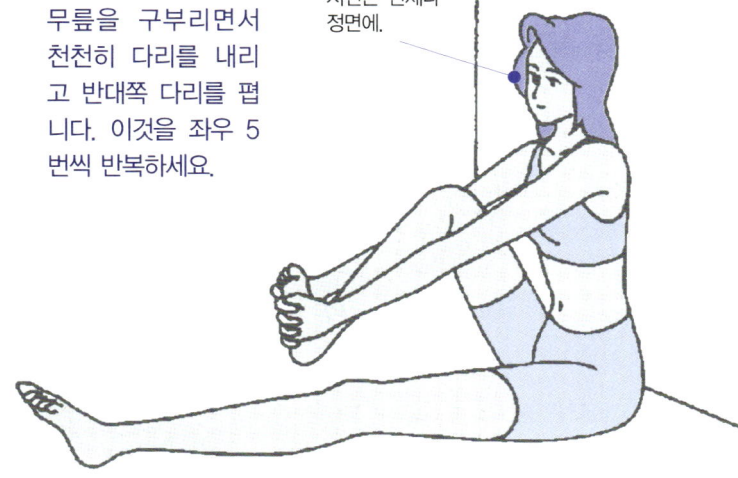

시선은 언제나 정면에.

2. 프로가 알려주는 「무릎통증 치료 39가지 방법」 **125**

몸을 움직이며 치료한다 10

만성적인 무릎통증에
워킹의 권장

횟수 1번에 20분 이상
- 샌들을 신고 걷지 않는다.
- 비뚤어진 자세로 걷지 않는다.
- 페이스 조절을 무시한 무리는 하지 않는다.

의식해야 될 부분
너무 빠르지도 않고, 처지지도 않는 스피드로 걷는다.

★ ➡ 1주에 3일 이상 1번에 20분 이상을 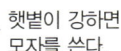 강화, 혈액순환도 좋아진다 근력을 키울 수 있고 심폐기능도

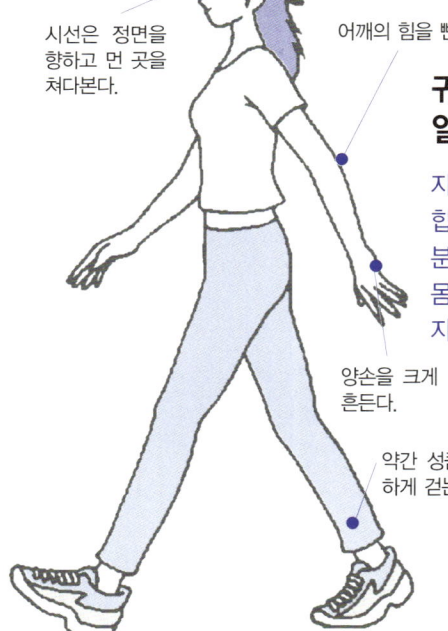

- 햇볕이 강하면 모자를 쓴다.
- 시선은 정면을 향하고 먼 곳을 쳐다본다.
- 어깨의 힘을 뺀다.
- 양손을 크게 흔든다.
- 약간 성큼성큼 하게 걷는다.

귀와 어깨, 다리의 뿌리부분이 일직선이 되는 자세로

자신의 컨디션에 맞는 페이스를 명심합니다. 또한 귀와 어깨, 다리 뿌리부분의 라인이 일직선이 되도록 맞추고 몸 전체를 원활하게 앞으로 옮겨가는 자세를 염두에 두세요.

 한마디 더

이튿날 뻐근함이나 통증이 느껴지면 너무 많이 걸은 것입니다. 다음번에는 걷는 거리나 시간을 줄이거나 페이스를 늦춰가며 조절하세요.

발꿈치로 착지, 발끝으로 찬다

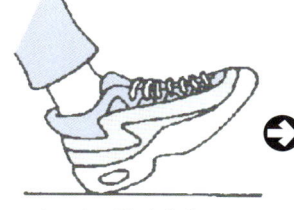

발꿈치로 착지해서 충격을 완화시킵니다.

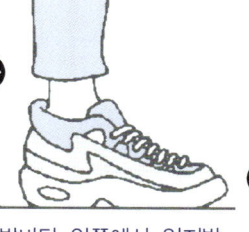

발바닥 안쪽에서 엄지발가락의 뿌리부분으로 체중을 옮기며, 마지막에는 발바닥 전체로 땅을 지르밟습니다.

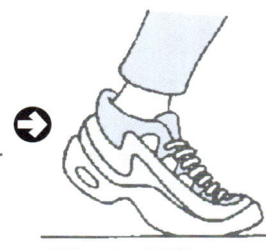

발끝으로 지면을 박찹니다.

걷기에 적합한 신발을 신는다

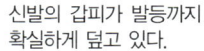

신발의 갑피가 발등까지 확실하게 덮고 있다.

발꿈치가 단단하며, 밑창에 높이가 좀 있고, 발끝이 가볍게 움직일 수 있는 사이즈의 신발이 적당합니다.

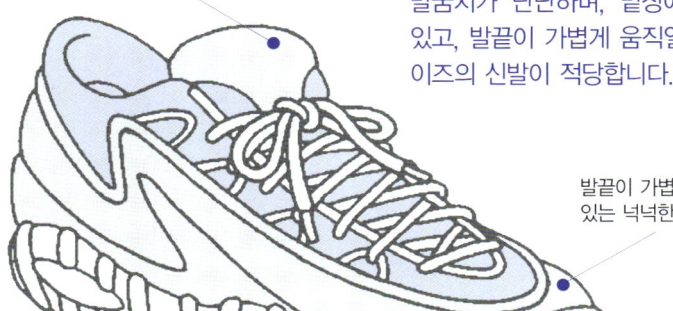

발끝이 가볍게 움직일 수 있는 넉넉한 사이즈를.

착지했을 때의 충격을 흡수해주는 에어쿠션 타입의 밑창을 권장합니다.

 한마디 더

사람의 발은 저녁이면 붓기 때문에 이 시간대에 신발을 구입해야 됩니다. 아침에 신발을 신어서 헐렁하다 싶으면 양말의 두께로 조절하세요.

 한마디 더

신발은 한 짝만 신어보고 사이즈를 확인하지 말고 반드시 양쪽 모두 신은 다음 실제로 걸어 보세요.

바르게 붙이면 거의 모든 통증에 통한다

근육피로를 풀어주고 장애 예방도 된다
키네시오 테이프의 사용법

이래서 키네시오 테이프가 좋다

1. 근육의 기능을 바르게 돌려놓는다
늘어나거나, 비정상적으로 긴장된 근육을 원상태로 돌려놓고, 약해진 근육을 강하게 만들어줍니다.

2. 혈액이나 림프액의 순환을 좋게 만든다
혈액이나 림프액의 순환이 나빠지면 특정 장소에 쌓여 울혈이 일어나거나 신경을 압박합니다. 키네시오 테이프는 혈액이나 림프액의 순환을 좋게 만들고 이들의 통증을 없애줍니다.

3. 통증을 억제한다
아픈 부분에 손을 대면 자연스럽게 통증이 가라앉습니다. 이처럼 테이프를 붙임으로써 피부나 근육을 자극해서 효과를 끌어냅니다.

4. 비틀린 관절을 바로 잡는다
근육의 비정상적인 긴장으로 뼈가 잡아당겨지면 관절이 비틀리게 됩니다. 테이프로 반대쪽으로 잡아당겨 이 비틀림을 바로잡아 줍니다.

5cm 폭의 테이프는 만능

키네시오 테이프에는 붙이는 장소나 장애의 상황에 따라 나눠 쓸 수 있도록 4종류의 폭이 있습니다. 그중에서도 5cm 폭의 테이프는 거의 모든 경우에 대처할 수 있는 만능 타입입니다.

이 점은 주의

- 테이프에 붙은 종이를 단번에 떼어내면 테이프가 두루루 말려버리므로 종이는 조금씩 벗겨내야 된다.
- 테이프를 붙일 부분은 로션이나 유액 등을 바르지 말고 깨끗하게 놔둔다.
- 붙인 다음에 당기는 느낌이 들면 너무 세게 붙인 것. 테이프를 벗기고 다시 느슨하게 붙인다.
- 2~3일은 붙인 채로 놔둬도 괜찮지만 목욕 후에는 물기를 닦아주고 잘 말려준다.

테이프의 4가지 기본형

관절이 움직이는 방향이나 근육이 붙는 방식은 몸의 부위에 따라서 다릅니다. 키네시오 테이프는 절개가 다른 4가지 형태의 조합으로 다양하게 대응할 수 있습니다.

I자 테이프

테이프를 그대로 사용한다.

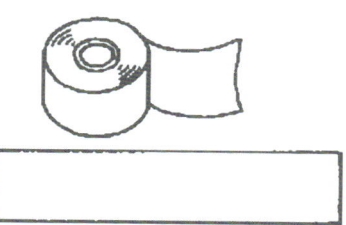

Y자 테이프

세로로 한 군데 절개를 집어넣는다.

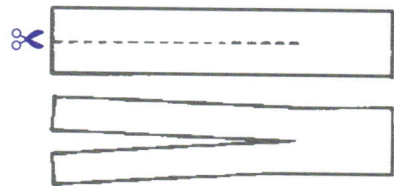

X자 테이프

테이프의 양쪽 가장자리에서 세로로 절개를 집어넣는다.

갈고리 모양 테이프

한쪽 방향에 세로로 3~4군데 절개를 집어넣는다.

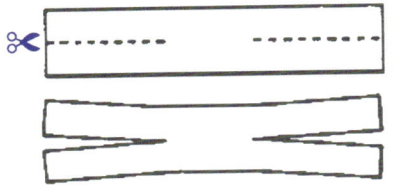

떨어지지 않도록 키네시오 테이프를 붙이는 방법

몸을 편하게 해주었을 때 테이프가 쭈글쭈글해지면 올바르게 붙였다는 증거입니다.

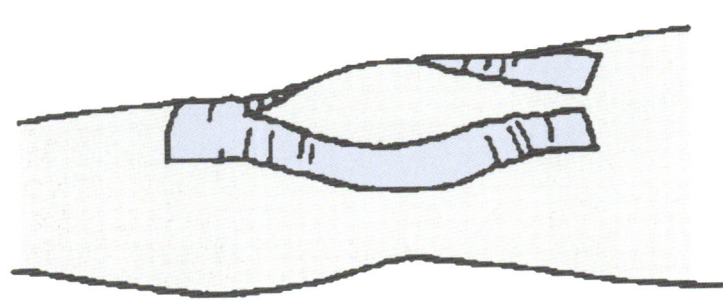

① 아픈 부위를 찾는다.

② 부위에 맞춰서 테이프를 자른다.

③ 붙일 자리의 근육이나 피부를 쭉 늘린다.

④ 테이프 가장자리를 붙이고 근육을 쭉 늘린 채 천천히 붙이기 시작한다.

⑤ 테이프가 잘 붙었는지 확인한다. 특히 가장자리는 잘 벗겨지므로 요주의.

⑥ 편한 자세로 돌아간다.

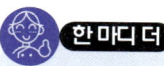 한 마디 더

키네시오 테이프는 물을 튕겨냅니다. 목욕이나 설거지도 그냥 붙인 채로 해도 괜찮습니다.

키네시오 테이프로 통증을 제거한다 ①

앉을 때 생기는 통증, ★
삐거덕거리는 통증에

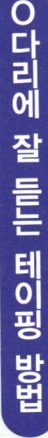

O다리에 잘 듣는 테이핑 방법 → 장기간 계속 붙이면 서서히 좋아진다

이래서 아프다
● 대퇴골과 경골 사이에 있는 연골이나 반월판이 닳아서 관절의 틈새가 좁아진다. 그러면 무릎을 구부릴 때 관절의 뼈들끼리 쓸려서 아프다.

이 점은 주의
● 아프다고 해서 전혀 걷지 않는 것은 잘못. 오히려 뼈나 근육이 약해져서 증상이 악화되고 통증도 커진다. 테이프를 붙여 통증을 억제하고 조금이라도 걸어주는 것이 중요하다.

테이프의 사전준비

30cm I자 테이프 1개
30cm Y자 테이프 1개 (절개는 25cm)
※테이프의 길이는 대략적인 기준입니다. 체격에 맞춰서 길이를 바꾸세요.

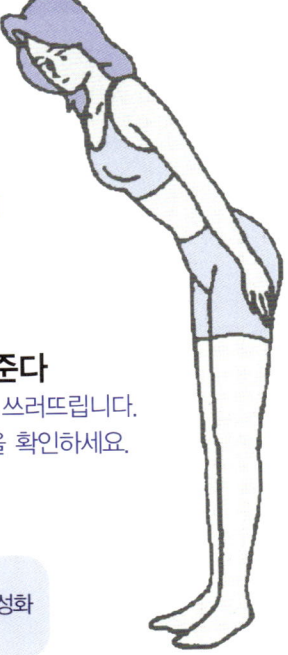

붙일 자리의 근육을 펴준다
똑바로 서서 상반신을 앞으로 쓰러뜨립니다. 허벅지 근육이 쭉 펴져있는 것을 확인하세요.

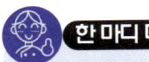 **한마디 더**
O다리의 원인이 경미하면 통증이 바로 가십니다. 만성화된 거라면 통증이 가실 때까지 계속 붙이세요.

요골 밑에서 Y자 테이프

엉덩이 바깥쪽 아랫부분에 절개가 없는 쪽을 붙입니다. 손가락으로 꾹 누르면서 테이프의 오른쪽 절반을 무릎 바깥쪽까지 쭉 붙이세요.

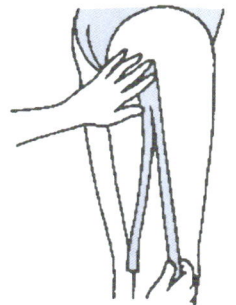

끄트머리는 무릎의 바깥쪽과 안쪽에

테이프의 왼쪽 절반을 무릎 뒤편의 바깥쪽까지 쭉 붙이세요.

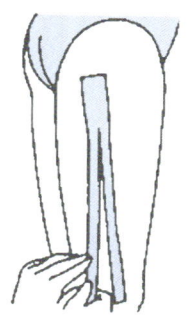

2~3일 간격으로 갈아 붙인다

양쪽 테이프로 허벅지를 감싸듯이 붙입니다. 2~3일 간격으로 테이프를 갈아 붙이세요.

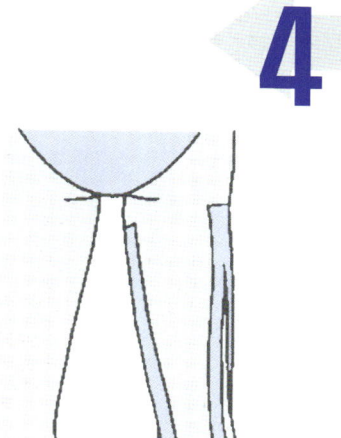

자세를 곧추세우고 I자 테이프

똑바로 서서 다리를 어깨너비 정도로 벌립니다. 허벅지의 안쪽, 다리 뿌리 부분에서 손가락 4개 정도 내려간 자리부터 무릎 뒤편의 안쪽을 향해 테이프를 붙이세요.

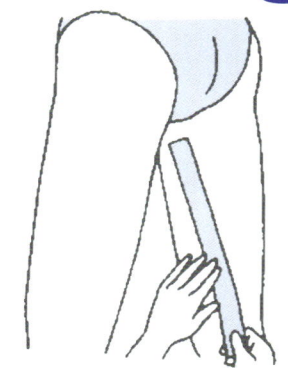

키네시오 테이프로 통증을 제거한다 ②

무릎을 구부리거나 걸을 때 통증이 생겨난다 ★

> 류머티즘에 잘 듣는 테이핑 방법 ➡ 몸의 치유력을 높여 통증을 완화시킨다

이래서 아프다
- 관절에 염증이 일어나 서서히 연골이나 뼈 주변이 눌리면서 관절을 움직일 수 없게 된다. 주로 여성들에게 많다. 면역과 관련된 병이라고 하는데 상세한 원인 등은 불분명한 점이 많다.

이 점은 주의
- 류머티즘에 잘 듣는 키네시오 테이프는 피부와 근육 사이의 림프액과 혈액을 활성화시키는 것이 목적. 활성화시킴으로써 본래 몸이 갖고 있는 자기 치유력을 높여준다.

테이프의 사전준비

40cm Y자 테이프 1개 (절개는 20cm)
25cm Y자 테이프 1개 (절개는 7cm)
※테이프의 길이는 대략적인 기준입니다. 체격에 맞춰서 길이를 바꾸세요.

붙일 자리의 근육을 펴준다
바닥에 다리를 쭉 뻗으며 앉으세요.

발바닥 장심 부분부터 40cm Y자 테이프

40cm Y자 테이프의 절개 없는 쪽을 발바닥 장심 부근에 붙이세요.

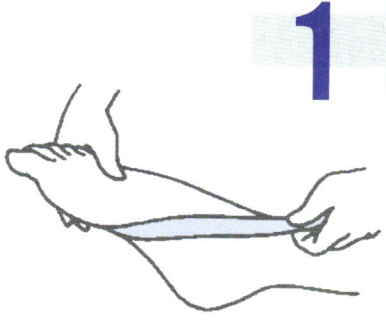

정강이를 사이에 끼듯이

발등을 쭉 펴주면서 무릎을 향해 테이프를 붙입니다. 정강이를 끼고 슬개골 바깥쪽으로 가까이 가듯이 붙이세요.

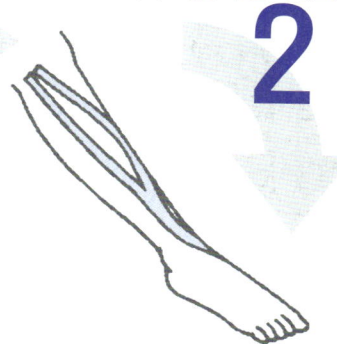

몸을 앞으로 기울이며

몸을 앞으로 기울이고 무릎 위까지 테이프를 붙입니다. 테이프의 양쪽 끄트머리는 무릎 뒤에 있는 주름의 양쪽 끝에 닿도록 붙이세요.

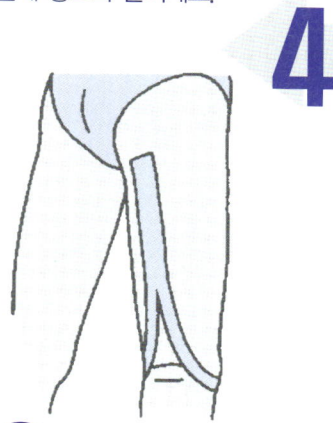

똑바로 서서 25cm Y자 테이프

우선 똑바로 섭니다. 25cm Y자 테이프의 절개 없는 쪽을 다리의 뒤편, 엉덩이에서 손가락 4개 정도 아랫부분에 붙이세요.

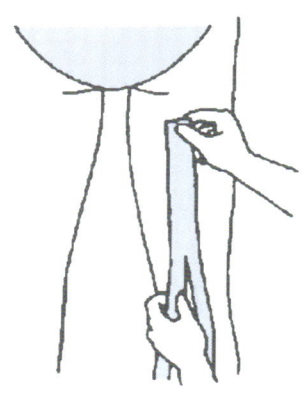

한마디 더

기본은 통증이 있는 쪽에 붙이는 것입니다. 통증이 적으면 두 다리에 다 붙이세요.

키네시오 테이프로 통증을 제거한다 ③

물이 고인 통증이나 걸을 수 없는 통증에 ★

> 통증을 완화시킨다
> 물이 잘 고이지 않게 만들어
> 반월판에 잘 듣는 테이핑 방법

이래서 아프다
- 무릎을 너무 많이 구부리거나 너무 심하게 비틀면 생겨난다. 무릎의 반월판(주로 안쪽)이 관절 사이에 껴서 벗겨지거나 단열되는 것이 원인.

이 점은 주의
- 거의 대부분의 경우 무릎에 물이 고인다. 심한 경우에는 내출혈을 일으켜 붓고 열이 난다. 키네시오 테이프를 장기간 붙이고 있으면 통증은 개선시킬 수 있지만 병원에서 진찰받는 일도 중요하다.

테이프의 사전준비

15cm Y자 테이프 1개 (절개는 10cm)
※테이프의 길이는 대략적인 기준입니다. 체격에 맞춰서 길이를 바꾸세요.

붙일 자리의 근육을 펴준다
바닥에 다리, 특히 무릎을 똑바로 펴고 앉으세요.

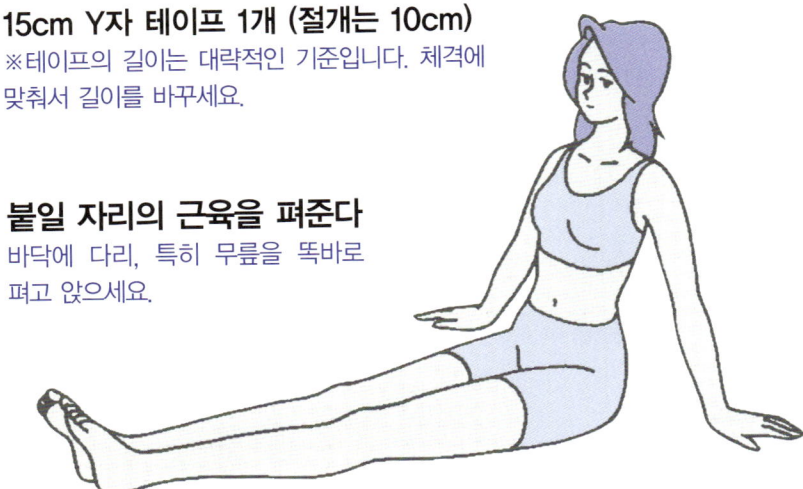

1. Y자 테이프를 슬개골 밑에
Y자 테이프의 절개 없는 쪽을 슬개골 밑에 붙이세요.

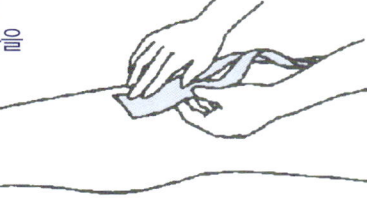

2. 무릎을 세운다
무릎을 세웁니다. 조금 전에 붙인 부분을 꾹 누르면서 Y자의 한쪽을 슬개골 안쪽으로 쭉 감싸듯이 붙이세요.

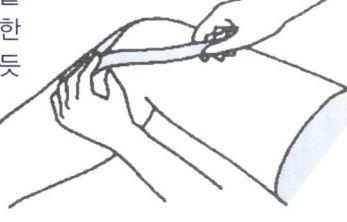

3. 무릎을 감싸듯이 붙인다
Y자 테이프의 다른 한쪽을 슬개골을 바깥에서 감싸듯이 붙이세요.

4. 2~3일 간격으로 갈아 붙인다
통원과 더불어 이 처방을 몇 주일 동안 계속합니다. 테이프는 2~3일 간격으로 갈아 붙이세요.

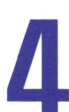
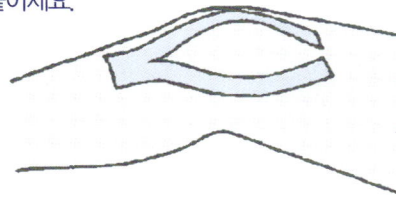

키네시오 테이프로 통증을 제거한다 4

넘어지거나 추돌 후에 오는 무릎통증

★ 인대 손상에 잘 듣는 테이핑 방법 ➡ 키네시오 테이프로 회복 수술을 생각하기 전에

이래서 아프다
- 운동을 하다가 일어나는 경우가 많다. 무릎 관절을 연결하고 있는 인대가 외력에 의해 늘어나거나 잘리는 것이 통증의 원인. 재발 확률도 높다.

이 점은 주의
- 통증이 생겨난 당일은 냉찜질을 해주며 안정을 취한다. 회복부터 재활까지 몇 개월 이상은 걸린다. 키네시오 테이프로 근육을 보조하는 것과 동시에 근육강화 트레이닝도 습관화 한다.

테이프의 사전준비

45cm Y자 테이프 1개 (절개는 15cm)
15cm Y자 테이프 1개 (절개는 10cm)
※테이프의 길이는 대략적인 기준입니다. 체격에 맞춰서 길이를 바꾸세요.

붙일 자리의 근육을 펴준다
침대 등에 다리, 특히 무릎을 똑바로 펴고 앉으세요.

허벅지 바깥쪽에 45cm Y자 테이프

절개가 없는 쪽을 허벅지 바깥쪽에 붙이고 Y자의 아래쪽을 무릎 바깥쪽에 붙이세요.

무릎 바깥쪽을 감싸듯이

무릎을 세우고 Y자의 위쪽을 슬개골을 향해 쭉 붙이세요.

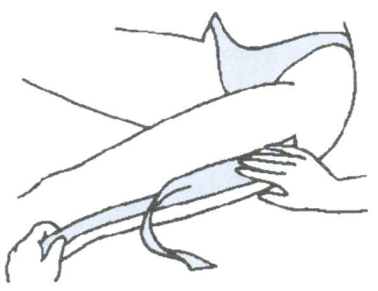
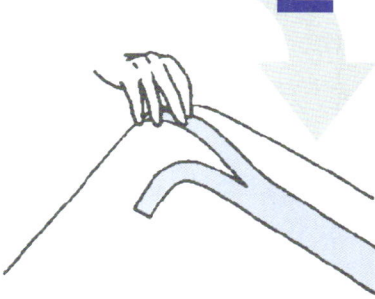

근력이 있으면 2장을 겹쳐서

2~3일 간격으로 갈아 붙이세요. 근육 보조 역할도 하므로 테이프의 장력이 약하다 싶으면 2장을 겹쳐서 쓰세요.

가로지르듯이 15cm Y자 테이프

일단 무릎을 펴고 무릎 바깥쪽에 절개 없는 쪽을 붙입니다. 다시 무릎을 세우고 슬개골을 감싸듯이 테이프를 붙이세요.

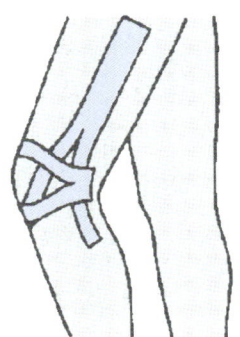
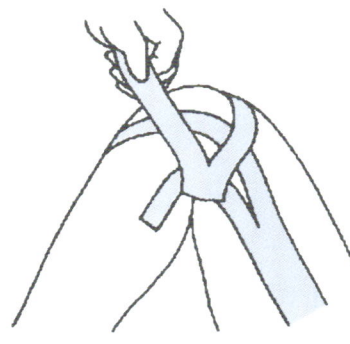

몸을 쉬어주며 치료한다 ①

심신의 휴식으로 무릎통증을 제거한다

★ 쾌적하게 잔다 → 밤의 숙면과 잠깐의 낮잠

낮잠의 효과

- 교감신경의 작용을 억제한다.
- 뇌의 피로를 달래준다.
- 반나절의 피로를 풀어준다.
- 낮잠 후 더욱 활발하게 움직일 수 있다.

 이런 식으로 쉴 수 있다

20~30분의 낮잠을
낮잠을 잘 타이밍은 점심식사 후 오후 2시경 졸음이 쏟아질 때입니다. 장시간 자게 되면 본격적인 수면이 되어 밤의 숙면을 저해하게 됩니다. 20~30분의 낮잠이 적당합니다.

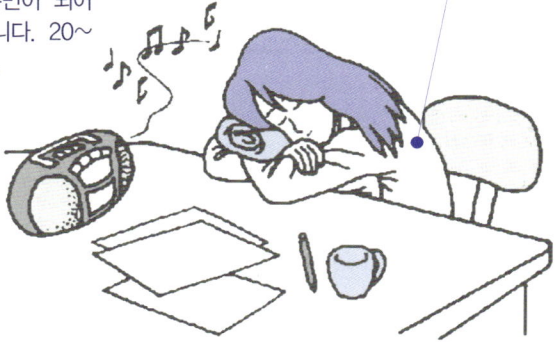

장시간 자지 않기 위해 서라도 누워서 자지 않는 낮잠을 권장.

 한마디 더

낮잠을 위한 유료 공간이나 대낮 근무 시간에 이용할 수 있는 비즈니스호텔도 있습니다. '직장에서 낮잠이라니… 도저히 엄두도' 라는 분은 이런 장소를 이용하는 것이 어떨까요?

실내를 좀 어둡게 하거나 삼림욕 타입의 향기, 조용한 음악을 틀어주는 등 안식을 취할 수 있는 분위기를 조성해주면 효과적.

숙면의 효과

- 뇌의 활동을 쉬어주고 심신 모두 안정을 취하게 한다.
- 근육이 풀어지며 육체적으로 회복된다.
- 이튿날 전신이 효과적으로 움직인다.

이런 식으로 쉴 수 있다

좋아하는 곡을 들으며

이불 속에 들어가기 전에 정신적으로 안정시켜 줍니다. 목욕에도 그런 효과가 있고 흥분되지 않는 리듬의 조용한 곡을 틀어주는 것도 효과적입니다. 만성적인 불면증에는 클래식 음악을 권장합니다.

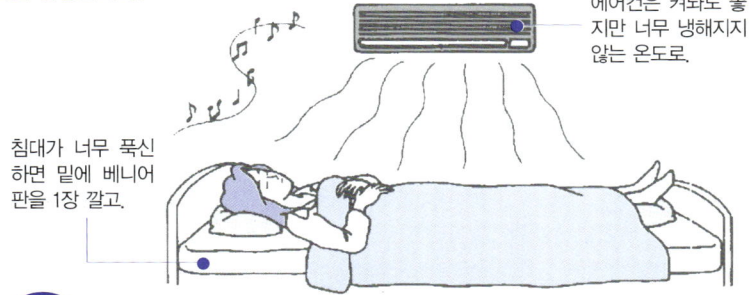

에어컨은 켜놔도 좋지만 너무 냉해지지 않는 온도로.

침대가 너무 푹신하면 밑에 베니어판을 1장 깔고.

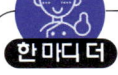
한마디 더 교감신경과 부교감신경

교감신경이란
아드레날린이라 불리는 호르몬의 분비를 자극합니다. 뇌가 활발하게 움직이고 있을 때 왕성하게 활동합니다. 정신적으로는 긴장상태에 놓입니다.

부교감신경이란
아드레날린의 분비를 억제하고 정신적으로는 릴랙스 상태로 만들어줍니다.

어느 한쪽이 주역
행동 중에는 교감신경, 휴식 중에는 부교감신경, 이렇게 어느 한쪽의 신경이 주가 되어 활동합니다. 교감신경에서 부교감신경으로 전환하는 데에는 시간이 좀 걸리고, 그 반대 전환은 빠르다는 것이 문제점입니다. 좀처럼 릴랙스 상태는 되기 힘든 반면, 긴장상태로는 바로 전환되어 버립니다.

몸을 쉬어주며 치료한다 ②

기분을 전환시키고 통증을 억제한다 ★

색깔과 향기의 활용 ➡ **시각과 미각을 최대한 활용해서 통증을 제거한다**

색깔과 향기의 효과

- 몸을 내면부터 치료한다.
- 감정을 컨트롤 할 수 있다.
- 욕구를 억제할 수 있다.

수수한 색은 기력 감소의 표현?

통증을 호소하는 사람들에게는 회색처럼 수수한 색의 옷을 즐겨 입는 경향이 있습니다. '요즘 왠지 말할 기운이 없어'라고 생각했는데 질병이나 돌발성 관절통이었다는 사례도 허다합니다. 이와 같은 때에 신변의 물건들을 밝은 색깔로 바꿔 보는 것만으로도 기분이 전환되고 통증이 완화됩니다. 색깔의 기호에는 개인차가 있으므로 우선은 자신이 좋아하는 색부터 시험해 보세요.

빨강	강한 주장을 가진 색깔. 근육이나 혈관, 신경을 자극하는 강한 작용을 합니다. 또한 혈압, 맥박, 심박수도 높여줍니다. 사방을 빨강 일색으로 깔아버리면 자극이 너무 강해지므로 원포인트로써 사용하는 것이 효과적입니다.
파랑	근육의 긴장을 풀어주고 혈압이나 맥박, 심박수를 감소시켜 줍니다. 지성이나 차분함, 청량감 등을 느끼게 해주는 색깔이기도 합니다.
노랑	주목을 모으는 색깔로 체내의 신진대사를 활발하게 만들어줍니다. 식욕 증진이나 위장의 활동을 촉진시키고 남들에게 해방감과 발랄함을 안겨줍니다.
녹색	모세혈관을 넓히고 피로를 풀어주며 스트레스를 해소시켜 줍니다. 몸을 심지부터 달래주는 대표적인 색깔입니다.
회색	활성화를 억제하고 가라앉혀 활동을 소극적으로 만듭니다. 잘 흥분하는 분이나 신중하게 물건을 운반할 때 적합한 색깔입니다.

 한마디 더

제복 색깔의 의미

교복들 중에 많은 색깔은 검정과 남색입니다. 이 색깔들에는 감정적 고양을 억누르고 엉뚱한 행동을 하지 않도록 억제하는 효과가 있습니다. 또한 제복에는 흰색 와이셔츠나 블라우스를 맞춰 입는 경우가 많은데 이것은 흰색이 가진 청결감과 신선함에 억제의 색채가 가진 신뢰감, 안도감을 조합시키는 효과가 있기 때문입니다.

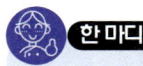

옷 색깔에 제한이 있다면
회사나 학교 등에서 복장을 제한하는 경우에는 볼펜이나 지우개 등과 같은 작은 소품의 색깔을 밝은 색으로 바꾸는 것만으로도 효과가 있습니다.

 이런 식으로 쉴 수 있다

향기로 기분을 컨트롤
향기를 이용한 치유, 방향요법을 아로마테라피라고 부릅니다. 일반적인 사용법은 향이 나는 액체(에센셜 오일)를 양초나 전구를 이용해 공기 중에 퍼뜨리는 방법입니다. 또한 목욕물에 몇 방울 떨어뜨려 몸을 담그는 방법도 있습니다.

향기의 종류와 효과
대표적인 에센셜 오일의 효능을 정리한 것입니다.
기분을 고양시키거나 정신적으로 릴랙스 시켜주는 효과가 있습니다.

라벤더	일랑일랑	로즈마리
이런 효과가 있다 정신적인 저조함을 완화시키고 피로를 달래준다. **이런 증상에 잘 듣는다** 염좌나 관절통증, 불면증	**이런 효과가 있다** 감정을 억누르고 호르몬의 밸런스를 조정한다. **이런 증상에 잘 듣는다** 고혈압이나 생리통	**이런 효과가 있다** 뇌세포의 작용을 활발하게 만든다. **이런 증상에 잘 듣는다** 근육통
페퍼민트	**레몬그라스**	**유칼립투스**
이런 효과가 있다 신경의 흥분을 억제한다. **이런 증상에 잘 듣는다** 소화불량이나 속쓰림	**이런 효과가 있다** 정신적 피로를 완화하고 기분을 고양시켜 준다. **이런 증상에 잘 듣는다** 근육통 등의 피로 회복	**이런 효과가 있다** 정신을 안정시켜 집중력을 높인다. **이런 증상에 잘 듣는다** 근육통이나 관절통증

몸을 쉬어주며 치료한다 3

맛과 영양학적인 효과로 무릎통증을 치유한다

한 잔의 핫밀크 → 흥분을 가라앉혀 준다 우유에 함유되어 있는 칼슘이

핫밀크의 효과

- 흥분이나 짜증을 억제하는 칼슘이 풍부
- 수면을 촉진시키는 호르몬을 만드는 요소가 함유되어 있다.
- 피부에 좋은 단백질도 함유되어 있다.
- 적절한 온기는 릴랙스 효과 만점

핫밀크 만드는 방법

준비물
- 200cc 우유
- 냄비
- 1~2스푼 정도의 설탕이나 벌꿀

① 우유를 넣은 냄비를 1분 정도 약불로 데웁니다.

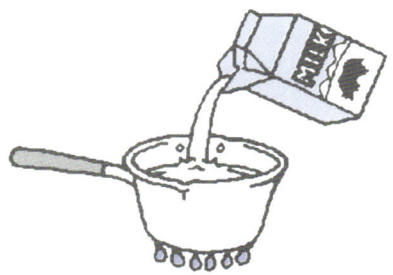

② 설탕이나 벌꿀을 넣어 천천히 섞으며, 1분 정도 더 데워주면 완성.

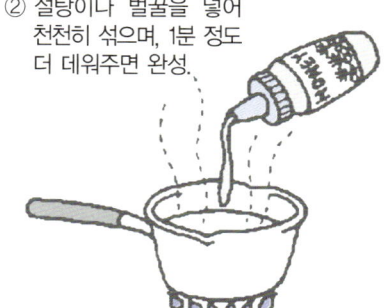

이런 식으로 쉴 수 있다

너무 뜨겁지 않은 온도로

펄펄 끓는 온도까지 데우면 교감신경과 부교감신경의 균형이 무너져 오히려 잠이 잘 안 오게 됩니다. 입으로 식히지 않더라도 마실 수 있는 정도로 데우세요.

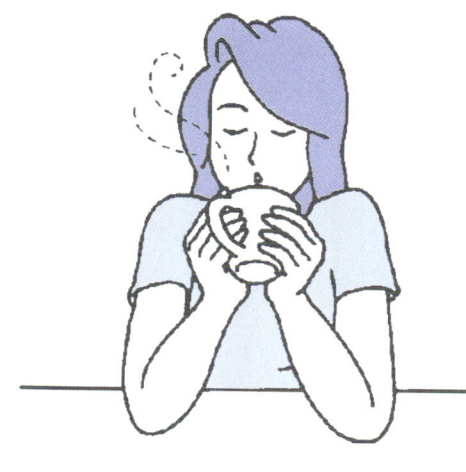

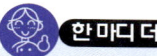 **한마디 더**

적절한 당분은 안정을 주는 효과가 있습니다. 하지만 과도하게 섭취하는 것은 금물. 이것이 원인이 되어 비만 등과 같은 생활습관병에 걸릴 수도 있습니다.

 이런 식으로 쉴 수 있다

핫밀크에 질리면

- 탈지분유 : 저칼로리에 산뜻한 맛, 적당한 단맛이 처음부터 들어가 있습니다.
- 콩가루 우유 : 1~3스푼의 콩가루와 같은 양의 설탕을 섞어서 따뜻하게 데운 우유에 녹입니다.
- 우유가 많이 들어간 로열 밀크티 : 자기 전에 카페인을 마시면 수면을 저해합니다. 평소보다 우유를 넉넉하게 넣으세요.
- 참깨 우유 : 2~4스푼의 참깨를 빻고 그 절반 분량의 설탕을 넣어 우유에 녹입니다.

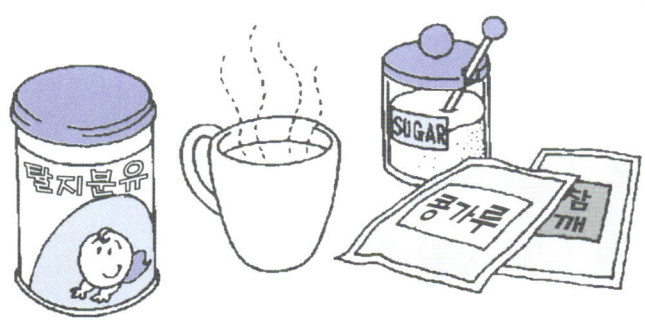

몸을 쉬어주며 치료한다 4

고집 센 무릎통증은 숲으로 가져간다

삼림욕 ➡ 흡수하여 통증을 제거한다 오감으로 숲의 정기를

삼림욕의 효과

- 향이 흥분된 신경을 진정시켜 준다.
- 신록의 색이 뇌의 흥분을 억제하고 릴랙스 시켜준다.
- 나뭇잎이 흔들리는 소리나 새의 울음소리가 몸을 안정시켜 준다.

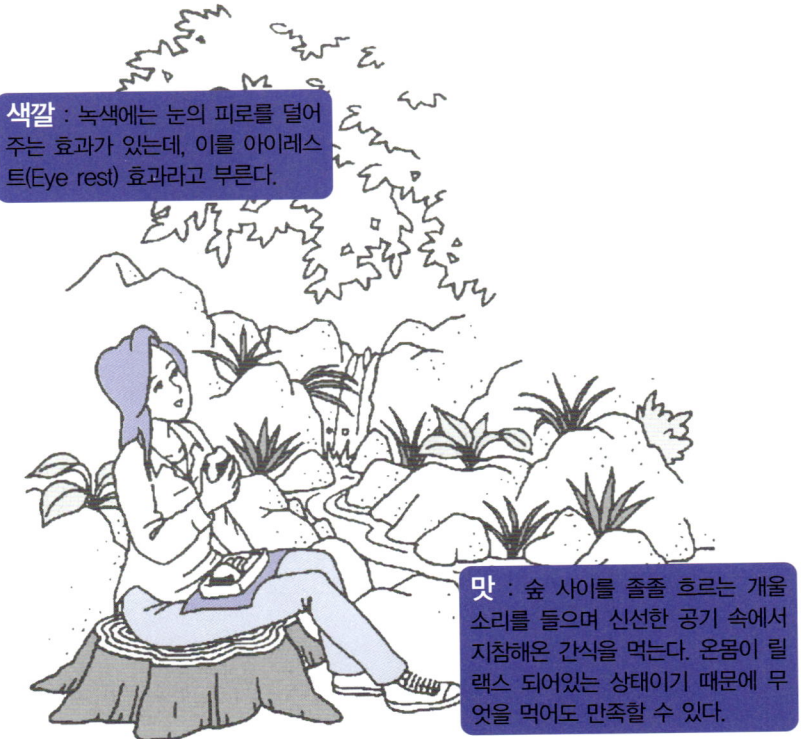

색깔 : 녹색에는 눈의 피로를 덜어주는 효과가 있는데, 이를 아이레스트(Eye rest) 효과라고 부른다.

맛 : 숲 사이를 졸졸 흐르는 개울 소리를 들으며 신선한 공기 속에서 지참해온 간식을 먹는다. 온몸이 릴랙스 되어있는 상태이기 때문에 무엇을 먹어도 만족할 수 있다.

이런 식으로 쉴 수 있다

궁극의 릴랙스 요법

삼림욕은 몸을 쉬어주며 통증을 제거하는 궁극의 치료법입니다. 삼림욕이 몸에 좋다는 과학적인 데이터도 있습니다. '피로'를 느끼던 사람들이 삼림욕을 하고 나더니 30% 정도가 피로가 풀리는 느낌을 받았다고 합니다. 더욱이 60% 정도의 사람들은 '활기'가 생긴 듯한 느낌을 받았다고. 삼림을 눈앞에 두면 무의식적으로 마음이 편안해지듯이 숲은 인간의 몸에 큰 영향을 줍니다.

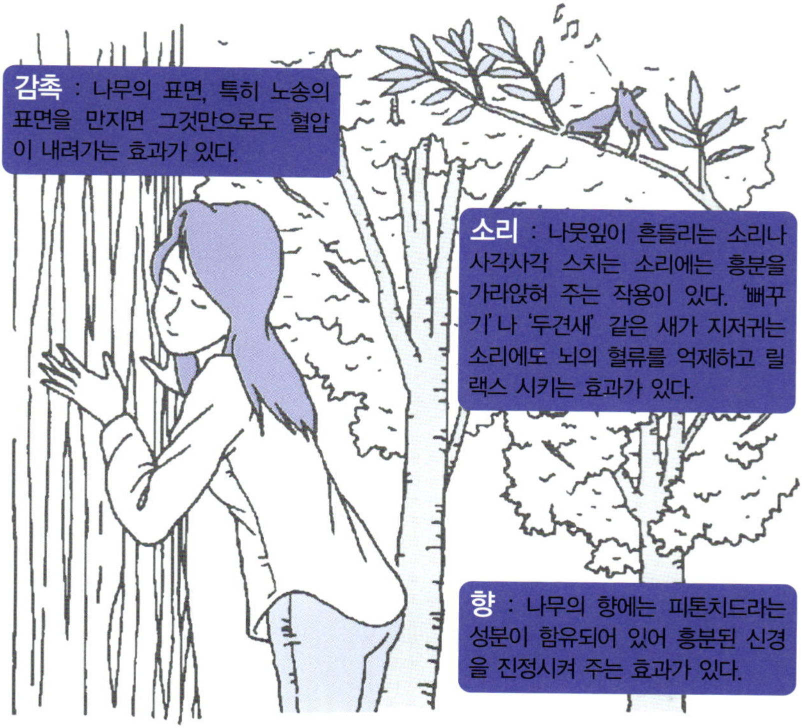

감촉 : 나무의 표면, 특히 노송의 표면을 만지면 그것만으로도 혈압이 내려가는 효과가 있다.

소리 : 나뭇잎이 흔들리는 소리나 사각사각 스치는 소리에는 흥분을 가라앉혀 주는 작용이 있다. '뻐꾸기'나 '두견새' 같은 새가 지저귀는 소리에도 뇌의 혈류를 억제하고 릴랙스 시키는 효과가 있다.

향 : 나무의 향에는 피톤치드라는 성분이 함유되어 있어 흥분된 신경을 진정시켜 주는 효과가 있다.

 한마디 더

나무에서 나오는 향, 피톤치드

피톤치드에는 일 등으로 흥분된 신경을 진정시키는 효과가 있습니다. 침엽수에 많이 함유되어 있어 주로 봄의 신록이 피어날 무렵에 충만합니다. 바람이 강한 가을날에는 떨어져 흩날리는 나뭇잎에서 대량으로 발생한다는 설도 있습니다.

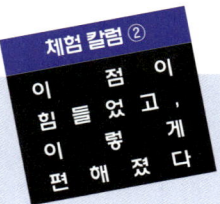

냉찜질과 온찜질은 천지차이, 착각은 금물!

　B씨는 자영업을 하는 40대 남성. 엄청난 스포츠광입니다. 여름에는 서핑이나 수영, 겨울에는 스키나 테니스, 조기야구는 1년 내내 즐기고 있습니다. 그런데 운동 중에 무릎통증이 왕왕 느껴지기 시작하고 항상 그 통증이 오래 갔습니다. 무릎은 '온찜질을 해주면 좋다'라는 이미지를 갖고 있었기 때문에 무릎을 다친 직후에도 손난로나 목욕으로 따뜻하게 해주었습니다. 더욱이 스트레칭을 하는 등 '이롭다고 생각한 일'들을 했는데… 그것이 화근이 되었다는 사실을 알게 되었습니다. 그 이후로는 '아프기 시작하면 바로 냉찜질을 해주고 움직이지 않는다'를 엄수하고 있습니다.

　지금도 여전히 스포츠광이기 때문에 무릎을 삐끗하거나 다치는 경우는 자주 있지만, 그 후의 처치를 올바르게 해주었더니 통증도 일시적이고 바로바로 회복되고 있습니다. 이제 B씨는 운동 친구들이 다쳤을 때도 어드바이스를 해주게 되었습니다.

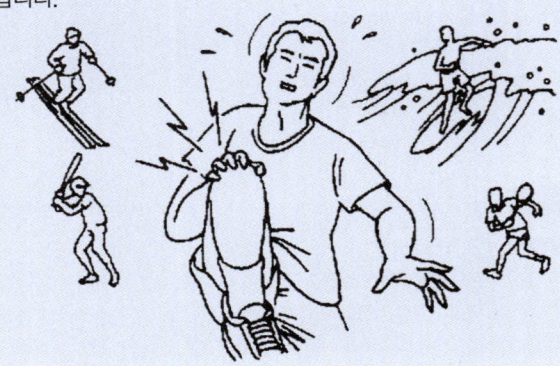

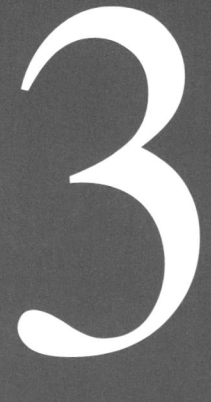

이로워 보이지만 오히려 마이너스인 치료법

●아프기 시작하면 바로 서포터
●계단은 난간을 이용하지 않고 올라간다
●좌식 방에서 일상생활
●다리를 단련하기 위해 지팡이는 쓰지 않는다
●아프자마자 바로 온천
●무작정 독자적인 스타일의 마사지
●헐렁한 신발은 무릎에 가는 부담이 적다
●무릎 밑에 베개를 깔고 잔다

이로워 보이지만
오히려 마이너스 **1**

아프기 시작하면
바로 서포터

관절을 지지하는 목적으로 사용한다

치료 목적으로 처방되는 서포터는 관절을 지지해 줍니다. 몸을 지탱해줄 만한 근육이 붙을 때까지는 일상생활의 보조로서 사용할 수 있습니다. 단, 무릎의 가동범위는 제한됩니다.

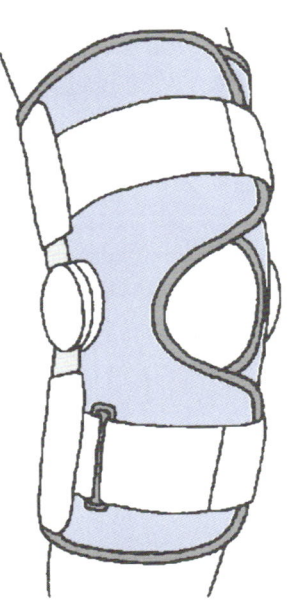

보온용 서포터를 근육보조에 사용한다

약국 등에서 15,000원 정도면 살 수 있는 서포터는 보온용으로 사용합니다. 몸을 지탱해주는 힘은 거의 없기 때문에 근육보조용으로는 사용할 수 없습니다.

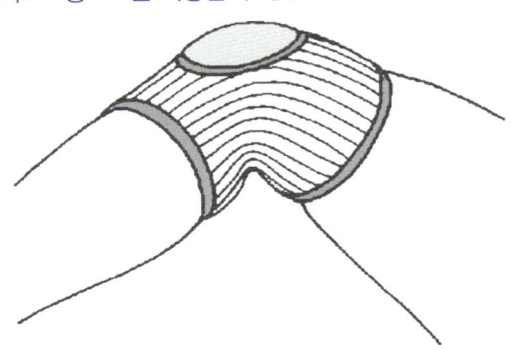

 ## 서포터로 졸라맨다

꽉 조이는 서포터를 계속 차고 다니면 혈액 순환이 나빠지고 무릎의 가동역이 좁아집니다.

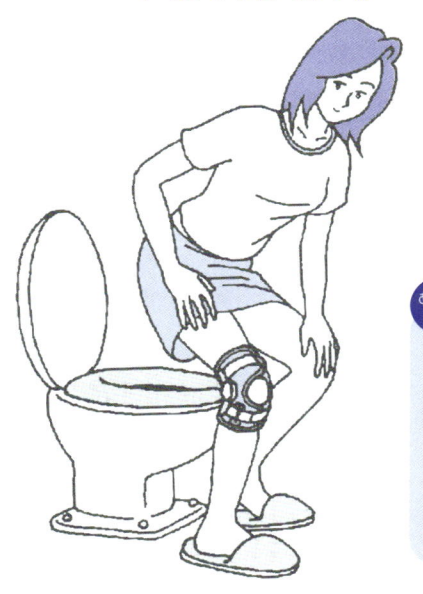

 한마디 더

병원에서 처방되는 서포터라면 몸 사이즈에 맞춰져 있지만, 본인이 구입하는 경우에는 꽉 조이는 서포터나 긴 서포터는 엄금입니다. 사이즈는 S, M, L 등의 표시와 부위의 대략적인 치수밖에 안 나옵니다. 실제로 한 번 장착해본 다음에 구입하세요.

 ## 서포터를 계속 차고 다닌다

서포터는 어디까지나 몸을 지탱할 만한 근육이 붙을 때까지 쓰는 보조기구입니다. 조금씩 서포터를 차고 다니는 시간이나 행동을 줄여가세요. 너무 의존하면 근육 자체가 약해져 버립니다.

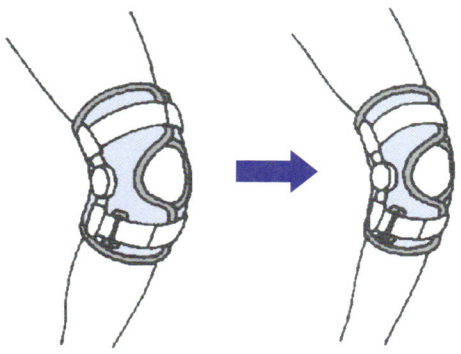

이로워 보이지만 오히려 마이너스 ②

계단은 난간을 이용하지 않고 올라간다

 **계단이나 화장실에서는 난간이나 손잡이를 이용**

계단에서는 서있을 때와 비교해서 무릎에 7~8배의 체중이 실립니다. 계단은 '빨리'보다 '안전'하게 이동하는 것이 중요. 계단을 오르내리거나 화장실에서 일어설 때 등, 난간이나 손잡이가 있는 장소에서는 가급적 그것을 이용해서 무릎의 부담을 덜어주세요.

 **계단 가운데로 걷는다**

무릎에 통증이 있는 경우 남에게 떠밀리는 것만으로도 괴로운 법입니다. 많은 사람들과 부딪치게 되는 통근시간에는 주위 페이스에 잘 휘말리지 않는 난간 쪽으로 걸으세요.

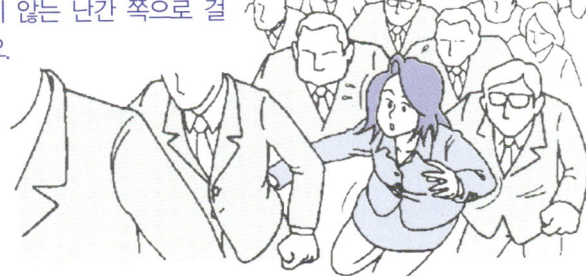

좌식 방에서 일상생활

서양식 라이프스타일
의자나 소파, 침대에 좌변기 등 서양식 스타일로는 무릎에 부담을 적게 주면서 생활할 수 있습니다.

 한마디 더

무릎에 통증이 없는 사람은 좌식 방에서 생활하기를 권장합니다. 특히 젊은 사람들은 필요 이상으로 다리 근육을 쓰지 않기 때문에 마땅히 쓸 수밖에 없는 생활 스타일을 만들어주면 하반신을 단련시킬 수 있습니다.

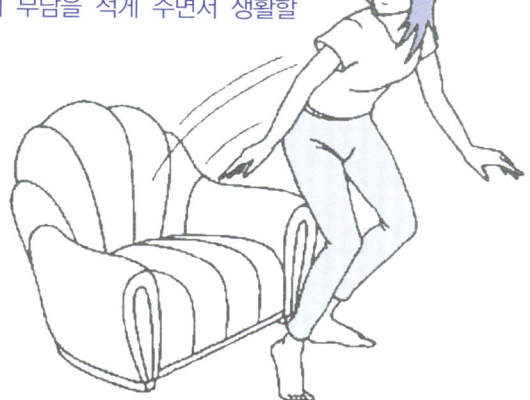

평소에는 바닥 위에서 정좌
무릎을 구부려서 체중을 떠받칠수록 무릎에 가는 부담은 커집니다. 좌식 방이나 와변기, 마루 밑 수납 등과 같이 무릎을 크게 구부리는 생활 스타일은 무릎에 통증이 있는 사람에게는 권할 수 없습니다.

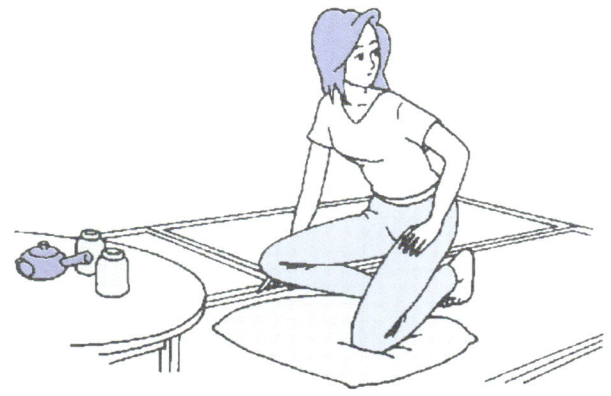

이로워 보이지만 오히려 마이너스 4

다리를 단련하기 위해 지팡이는 쓰지 않는다

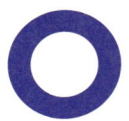 **지팡이는 보행을 도와주는 도구**

지팡이는 본인이 온전히 지탱해야 되는 체중을 대신 떠받쳐줍니다. 이제까지보다 '덜 아프게', '편하게', '먼 곳까지' 걷기 위한 도구입니다. 몸을 지탱해주는 근육이 붙을 때까지 보조로서의 구실도 해주기 때문에 꼭 사용해야 됩니다.

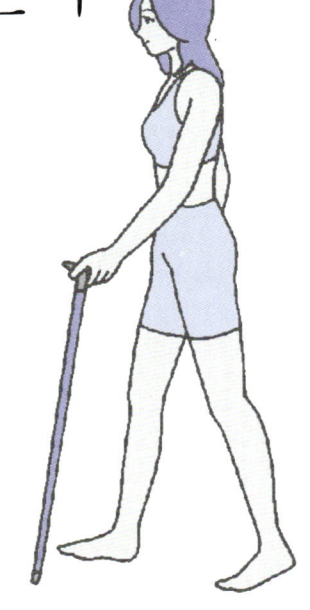

아무리 아파도 지팡이는 쓰지 않는다

지팡이를 사용하는 것은 자신의 행동범위를 넓히기 위해서입니다. '지팡이를 써야 되다니'라며 참담해하며 쓰지 않으면 자신의 다리로 움직일 수 있는 범위에서만 행동하게 됩니다. 그러면 서서히 통증을 참을 수 없게 되어 외출을 삼가게 됩니다. 완강하게 지팡이를 거부하는 것이야말로 발전적이지 못 한 사고방식입니다.

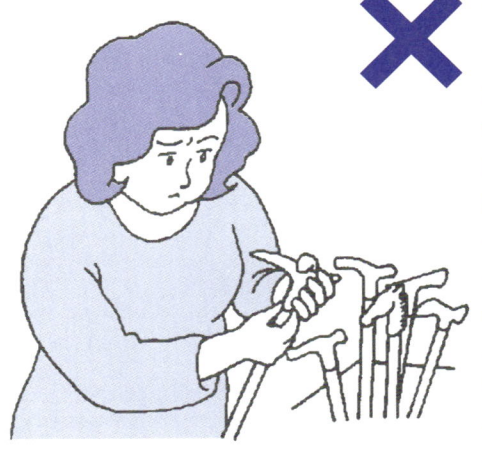

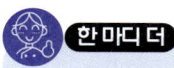

몸에 맞는 지팡이 선별법
최근에는 다양한 색깔이나 소재의 지팡이들을 볼 수 있습니다. 패션의 일환으로 자신의 마음에 드는 지팡이를 골랐으면 좋겠습니다.

지팡이 드는 방법
지팡이 자체를 검지와 중지 사이에 끼고 손바닥 전체로 손잡이 전체를 감싸세요.

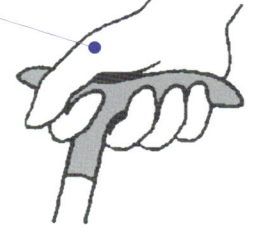

길이
지팡이를 발끝에서 20cm 앞에 짚고, 팔꿈치가 30~40° 구부러지는 것이 이상적.

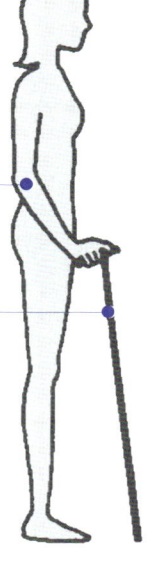

지팡이를 사용한 걸음걸이
지팡이는 아픈 쪽 무릎과 반대쪽 손으로 잡습니다. 걸을 때는 통증이 있는 다리를 내딛으면서 동시에 지팡이를 짚으세요. 피곤하거나 통증이 심한 날은 우선 지팡이를 짚되 아픈 다리, 통증이 없는 다리 순서로 움직이면 됩니다.

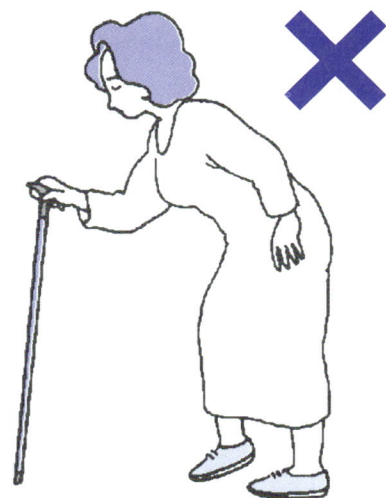

✗ 지팡이는 근육을 약화시킨다

안경을 끼면 '시력이 더 나빠지는 거 아냐…?'라고 생각하듯이 지팡이를 사용하면 다리 근육이 약화될 거라고 여기는 분들도 계실 것입니다. 실제로는 그 반대입니다. 지팡이를 쓰지 않으면 돌아다니지 않게 되어 조금씩 근육이 약해집니다. 하지만 지팡이를 쓰면 편히 걸을 수 있기 때문에 지금까지 해왔던 것처럼 다리나 허리 근육을 사용하며 생활할 수 있습니다.

이로워 보이지만 오히려 마이너스 5

아프자마자 바로 온천

통증이 생기면 당장은 차갑게 해주고 안정

통증이 생긴 직후에는 안정을 취하고 차갑게 해주는 것이 기본입니다. 따뜻하게 해주는 목욕은 피하고, 몸을 씻는 경우에는 미지근한 샤워로 재빨리 끝내세요.

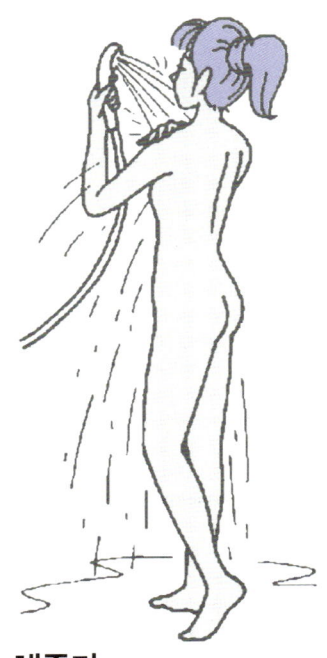

장시간 목욕으로 따뜻하게 해준다

묵직함이나 뻐근함이 느껴질 때 바로 따뜻하게 해주는 것은 잘못된 것입니다. 만약, 염증이 일어난 통증일 경우에는 오히려 더 악화시키게 됩니다.

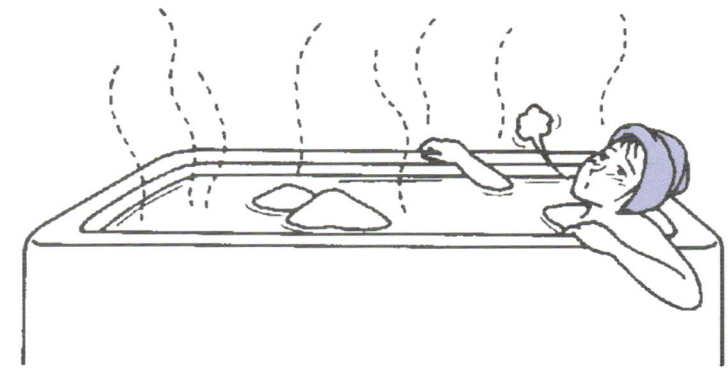

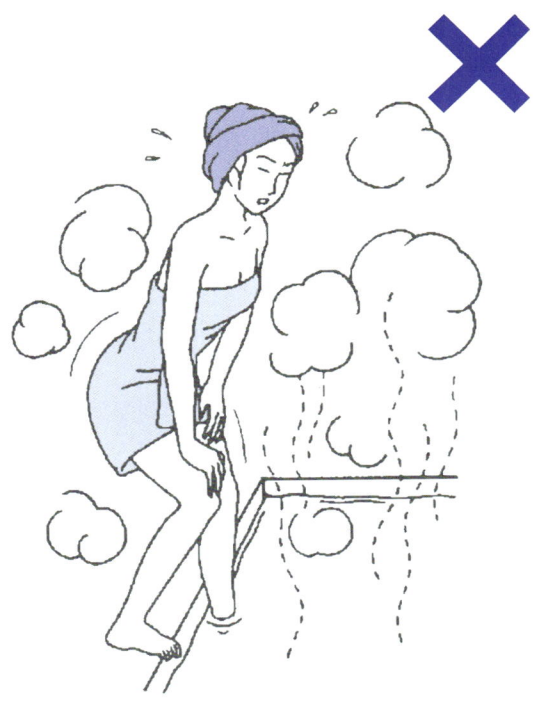

뜨거운 탕에 담근다

무릎은 통증과 더불어 열이 나거나 붓기 십상입니다. 열이 있는데도 몰아치듯이 따뜻하게 해주면 통증이 심해지는 경우도 있습니다.

 온천에 담가서 치료하려 한다

온천수에는 혈액순환을 좋게 해주는 성분이 함유되어 있습니다. 몸 속의 혈관이 찢어져서 스멀스멀 피가 나고 있는 경우에는 오히려 출혈도, 통증도 커지고 치료하기 힘들어집니다.

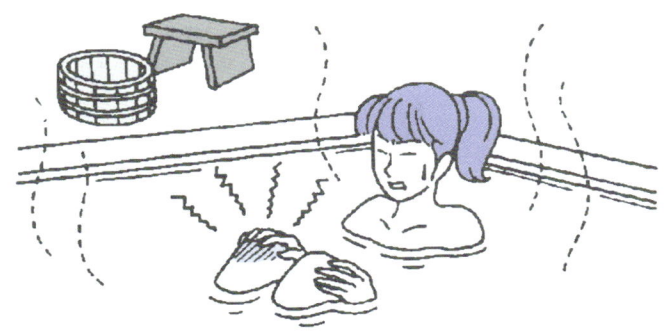

이로워 보이지만 오히려 마이너스 6

무작정 독자적인 스타일의 마사지

경혈요법이나 가벼운 경찰요법 정도만

통증이 생긴 직후에는 강한 자극을 피해야 됩니다. 허리에서 멀리 떨어진 자리에 있는 혈을 누르거나 근육이 팽팽해져 있을 때는 경찰요법 정도로만 그치세요.

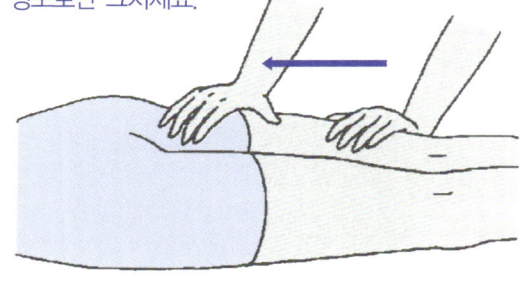

환부를 직접 건드리는 마사지

마사지란 의도적으로 근육에 압력을 가해서 반발을 일으키는 것입니다. 반발로 근육이 펴지고 본래의 유연성을 되찾아 혈액순환도 좋아지고 결림도 풀리는 것입니다. 하지만 아픈 부분에 직접 압력을 가하게 되면 그 반동으로 더 큰 통증이 일어나기 쉬워집니다.

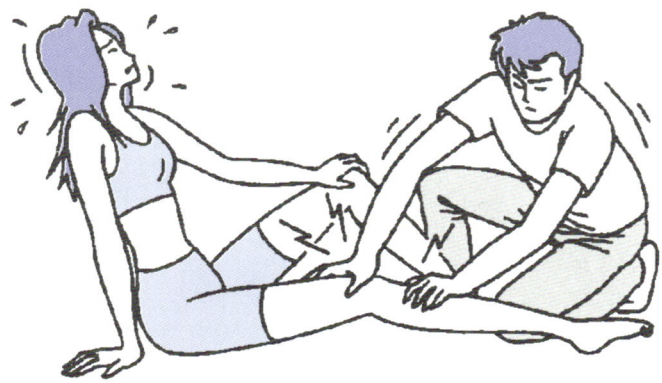

❌ 장시간의 마사지

비록 경찰요법이라 해도 그 목적은 혈액순환을 좋게 만드는 작용에 있습니다. 장시간 계속하면 그만큼 작용도 강해져서 결과적으로 자극을 과도하게 주는 셈이 됩니다.

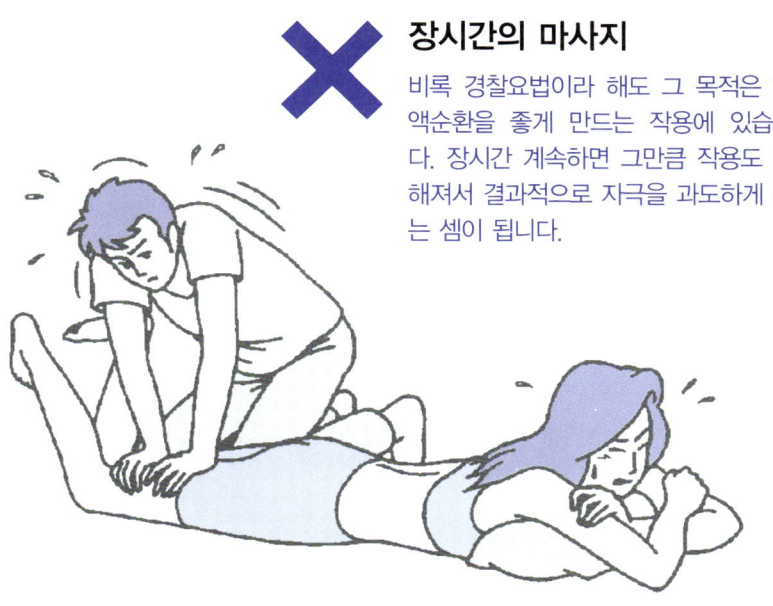

 ## 너무 강한 마사지

너무 아픈 마사지는 고문입니다. 근육이나 주변의 막을 너무 자극해서 쓸데없이 더 상하게 만들거나 근육통이 일어나기 쉬워집니다.

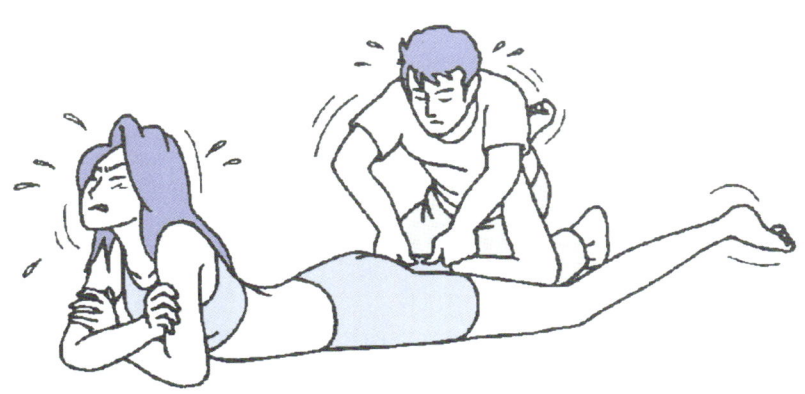

이로워 보이지만 오히려 마이너스 7

헐렁한 신발은 무릎에 가는 부담이 적다

○ 무릎에 이로운 신발을 신는다

쓰레기를 버리는 것처럼 사소한 외출에도 안정적으로 움직일 수 있는 신발을 신도록 습관을 들였으면 좋겠습니다.

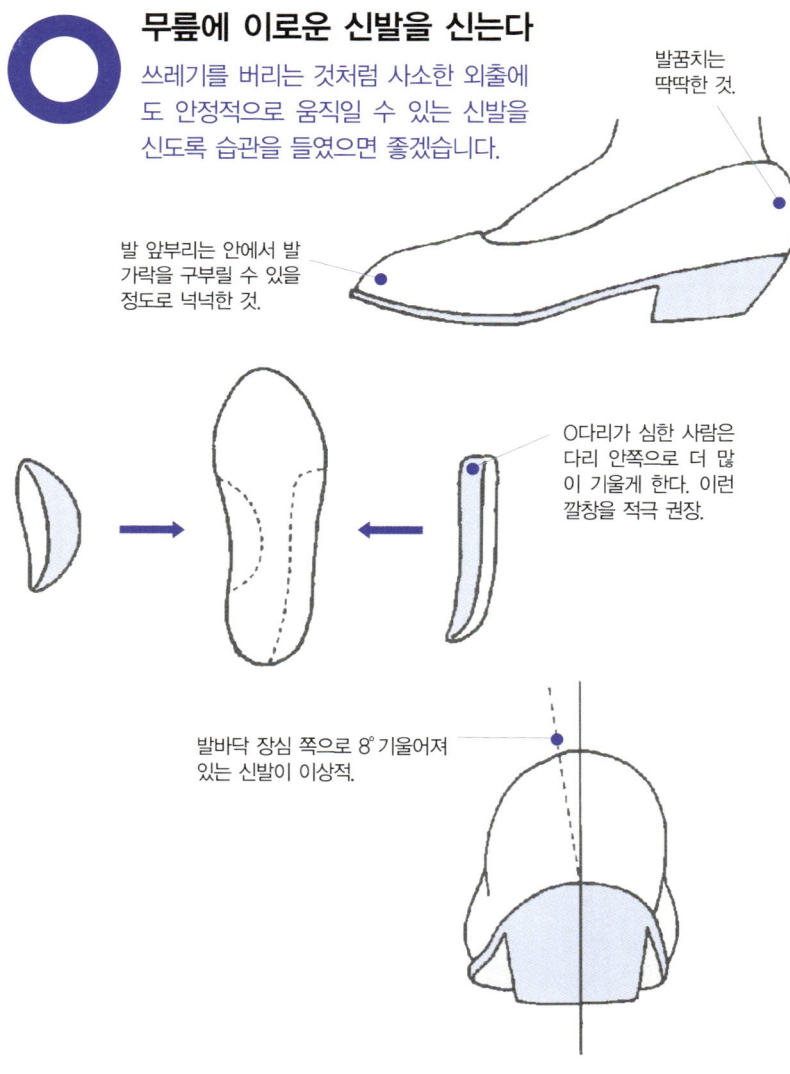

발꿈치는 딱딱한 것.

발 앞부리는 안에서 발가락을 구부릴 수 있을 정도로 넉넉한 것.

O다리가 심한 사람은 다리 안쪽으로 더 많이 기울게 한다. 이런 깔창을 적극 권장.

발바닥 장심 쪽으로 8° 기울어져 있는 신발이 이상적.

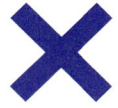 ### 샌들이나 조리를 신는다

샌들이나 조리를 신고 걸으면 발꿈치가 허공에 뜨는 불안정한 상태가 됩니다. 불안정한 상태가 되면 안정되어 있는 부분, 즉 발끝이나 무릎에 큰 부담이 갑니다.

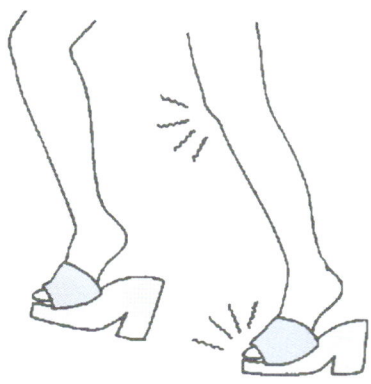

 ### 하이힐이나 뮬 슬리퍼를 신고 걷는다

발의 앞쪽밖에 고정되어 있지 않은 샌들은 걷다보면 발꿈치가 옆으로 밀리는 경우가 있습니다. 이때 순간적으로 몸을 지탱하려고 하다가 무릎을 비틀거나 발목을 삐기도 합니다. 또한 하이힐처럼 발꿈치가 높은 신발을 신고 걸으면 저절로 무릎을 구부리며 안정시키려 합니다. 이런 때는 무릎에 큰 부담을 주고 있는 것입니다. 그리고 몸이 앞으로 쏠리며 나자빠지는 경우도 있어 위험합니다.

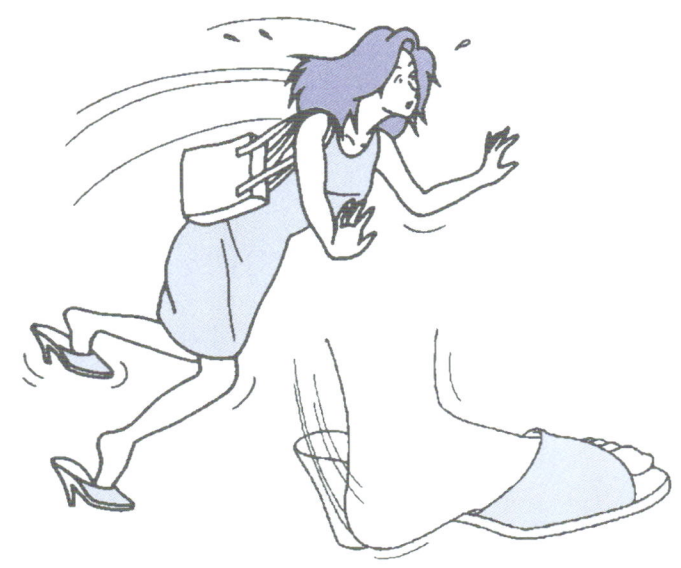

이로워 보이지만 오히려 마이너스 ⑧

무릎 밑에 베개를 깔고 잔다

자신이 편한 자세로
자신에게 아프지 않은 자세가 제일입니다. 반듯이 누워서 아픈 경우에는 옆으로 돌아눕기를 시도해 보세요.

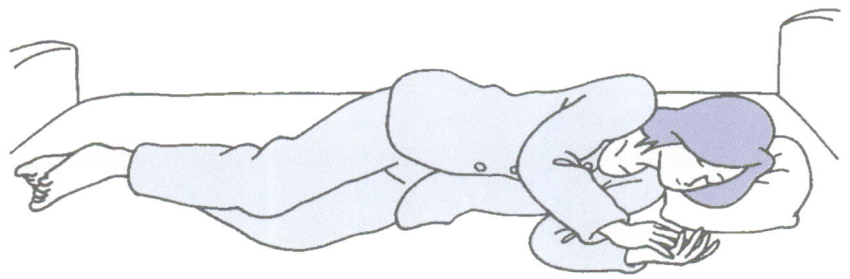

쿠션이나 베개를 댄다
무릎 관절이 변형되어 통증이 있는 경우, 무릎을 구부리고 있으면 변형이 증대되기 쉬워집니다. 이러한 증상을 가진 사람이 잘 때는 통증이 안 생길 정도로 무릎을 펴주는 편이 좋습니다.

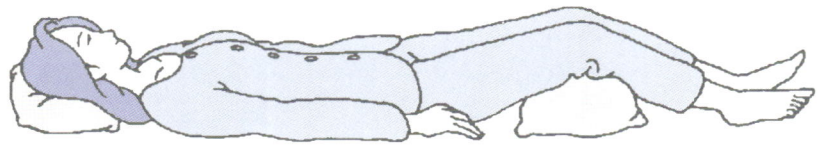

 ## 무릎을 높이 하고 잔다

무릎을 구부리고 자면 기분 상으로는 편합니다. 하지만 너무 높이면 허리만 편해지지, 무릎은 편해지지 않습니다.

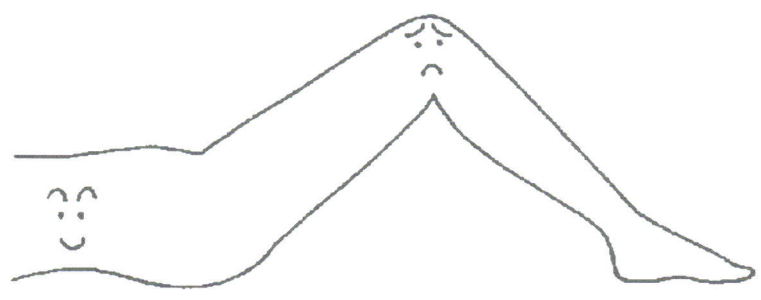

 ## 무릎을 크게 구부리고 잔다

무릎을 펴고 있으면 가느다란 혈관에까지 혈액이 골고루 퍼집니다. 반면, 무릎을 구부리면 혈액이 가느다란 혈관으로 잘 흘러 들어가지 않아 혈액순환이 나빠집니다.

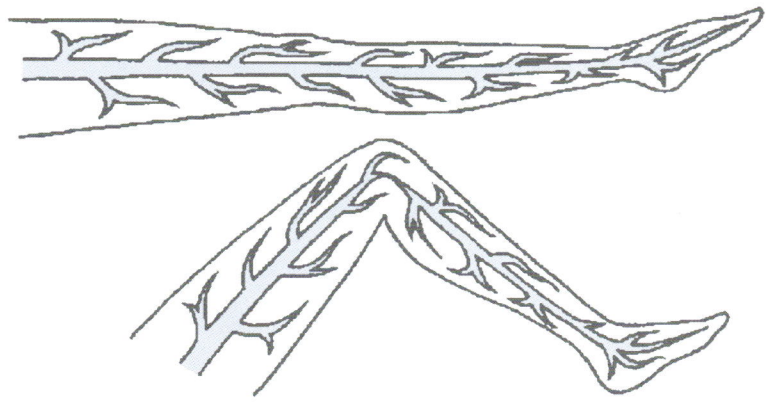

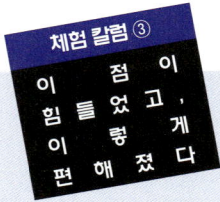

통증이 사라지는 마법의 지팡이?!

70세의 남성 D씨는 변형성 슬관절증이라는 진단을 받았습니다. 병원에서는 '연령적인 병이라 어쩔 수 없다'라고 했습니다. 그러나 워낙 생김새가 젊은 D씨이다 보니 노화로 인한 변화를 인정하고 싶지 않은 심경이었습니다. 그래서 지팡이를 권유받고도 절대 쓰지 않고, 신발도 고령자용은 고르지 않았습니다. 그러던 어느 날, 전철 안에서 세련된 동년배 여성을 보았습니다. 체구가 아담하고 백발이 아름다운 그 여성은 회색 블라우스에 스커트를 입은 시크한 차림새. 모자와 가방은 빨강, 짚고 있는 지팡이도 같은 빨강으로 패션의 악센트로 이용하고 있었습니다. 그 후 D씨는 '짚는 것이 꼭 볼썽사나운 건 아니다'라고 생각을 바꿔 먹었습니다. 그리고 D씨도 지팡이를 구입. 그러자 걷기가 편해져서 외출하는 기회도 늘어났습니다. '지팡이는 싫다'에서 '지팡이나 난간을 이용하니 외출할 때 안심이 되고 즐겁다'로 심경이 변화되어 매일매일이 충실해졌습니다.

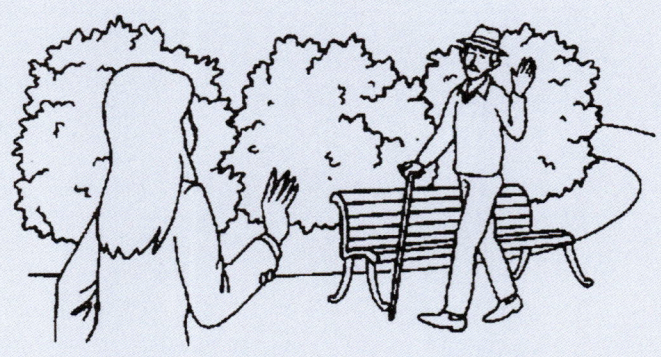

4 무릎을 지키는 일상생활의 요령

- 잘 때
- 일어날 때
- 세면대에서
- 용변 볼 때
- 몸단장할 때
- 외출할 때
- 계단 오르내리기
- 걷기 힘들 때
- 자전거 타기
- 밥 먹을 때
- 실내에서 신는 신발은
- 집안일 할 때
- 물건이나 사람을 들어올릴 때
- 목욕할 때
- 운동이나 마당을 손질할 때

무릎을 지키는 일상생활의 요령 1

자신이 편한 자세로 잔다

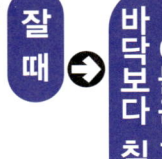

잘 때 → 이불은 바닥보다 가볍게 침대에서,

무릎을 가볍게 구부린다

아픈 무릎을 가볍게 구부리고 밑에 돌돌 만 타월을 깔고 자면 편합니다.

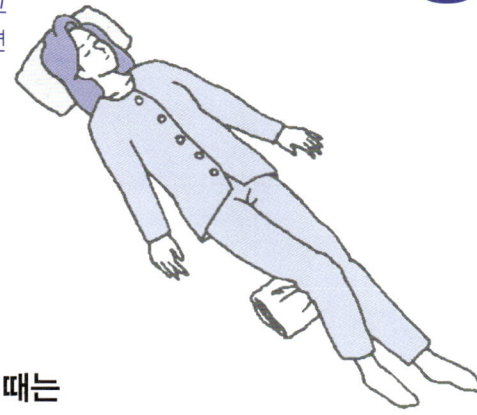

가볍게 구부려서 아플 때는

가볍게 무릎을 구부리면 쿡쿡 쑤시거나 통증이 커지는 경우도 있습니다. 그런 경우에는 아픈 쪽 무릎을 세우고 바깥쪽 또는 안쪽으로 쓰러뜨려 봐서 편한 쪽으로 구부리고 자면 됩니다.

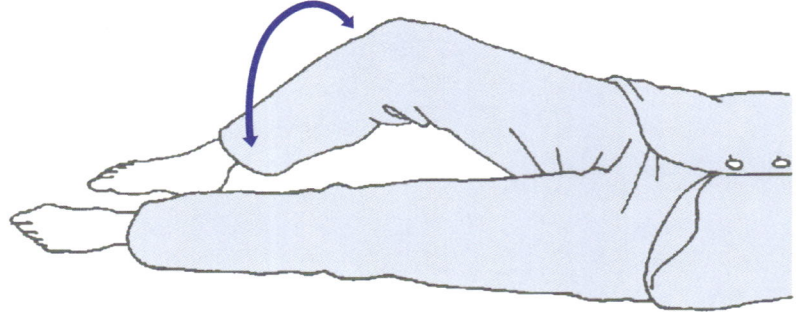

바닥보다 침대에서

바닥에서 자면 일어날 때 무릎에 부담이 갑니다. 침대라면 일어날 때 자연스럽게 다리를 내릴 수 있습니다.

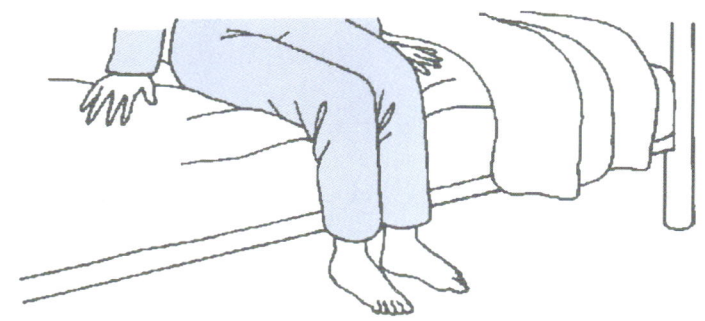

이불은 가급적 가볍게

통증이 심할 때는 이불의 무게조차도 괴롭게 느껴집니다. 여름철에는 타월이불로 배를 덮어주는 정도로, 겨울철에는 전기담요만 덮고 자도 편합니다.

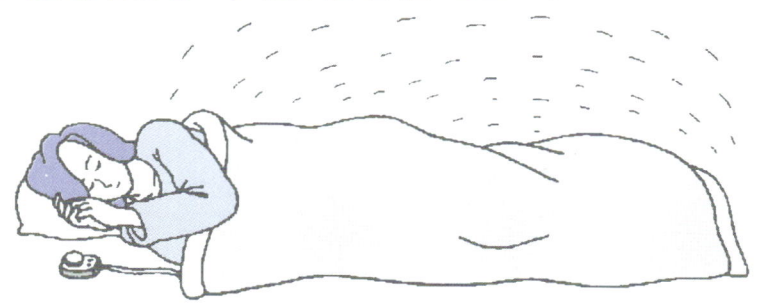

둘이서 잘 때

무릎을 꿇는 체위나 체중이 무릎에 쏠리는 체위만 아니면 아무 문제없습니다.

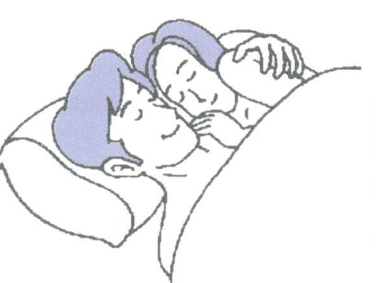

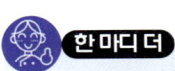 한마디 더

따뜻하게 해줘서 통증이 커지는 경우에는 무릎에 냉습포를 바르세요.

무릎을 지키는 일상생활의 요령 2

누운 채로 몸을 풀어준다

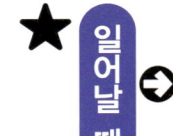

★ 일어날 때 ➡ 힘차게 벌떡 일어나지 않는다

이불을 걷어내고 무릎을 끌어안는다

이불을 걷어내고 자연스럽게 호흡을 하며, 두 무릎을 양손으로 끌어안습니다. 이 자세를 2~3초 유지하고 천천히 두 다리를 펴주세요. 이것을 5~6번 반복합니다.

 한마디 더

굳이 무릎이 가슴에 닿을 정도로 끌어안을 필요는 없습니다. 아프지 않은 정도로 무릎을 구부렸다 폈다 하세요. 양손으로 끌어안았는데 아픈 경우에는 손으로 안지 말고 좌우 교대로 가볍게 무릎을 구부렸다 폈다 하세요.

무릎을 좌우로 쓰러뜨린다

두 무릎을 동시에 좌우로 쓰러뜨리세요. 이것을 한쪽당 5번 정도 반복합니다. 어느 한쪽으로 무릎을 쓰러뜨렸는데 아픈 경우에는 안 아픈 쪽으로만 쓰러뜨렸다가 돌아오기를 7~8번 반복하세요.

무릎을 지키는 일상생활의 요령 ③

한쪽 다리를 받침대에 올린다

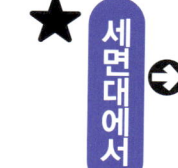

★ 세면대에서 → 자세로 있지 않는다 장시간 구부정한

세면대 앞에 10cm 정도의 받침대를

세면실에서는 세면대 앞에 10cm 정도의 받침대를 놓고 그 위에 한쪽 다리를 얹으세요. 무릎이 아픈 쪽 다리를 받침대에 올리면 편해 집니다.

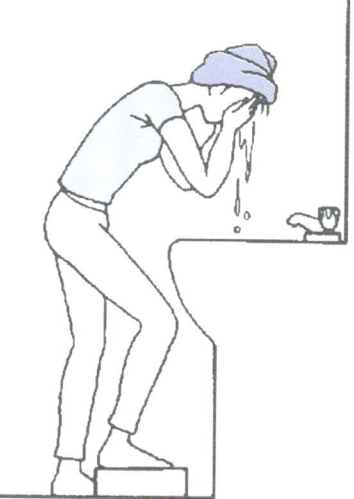

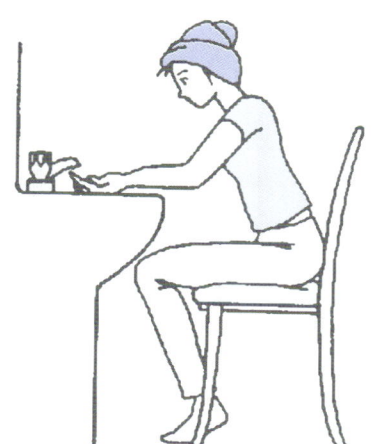

서있는 자세가 힘들면 앉아서

불과 단시간이라도 서있기 힘들면 의자에 앉아서 몸단장을 하세요.

4. 무릎을 지키는 일상생활의 요령 **169**

무릎을 지키는 일상생활의 요령 ④

일어설 때는 손잡이나 벽을 이용해서

★ 용변 볼 때 ➡ 다리 힘만으로 일어서지 않는다

와변기보다는 양변기

와변식 화장실에서는 앉아있는 것만으로도 무릎에 부담이 갑니다. 특히 일어설 때는 좌변식 이상으로 부담이 갑니다. 통증이 만성화되어 있는 분은 좌변식으로 바꾸도록 적극 권장합니다.

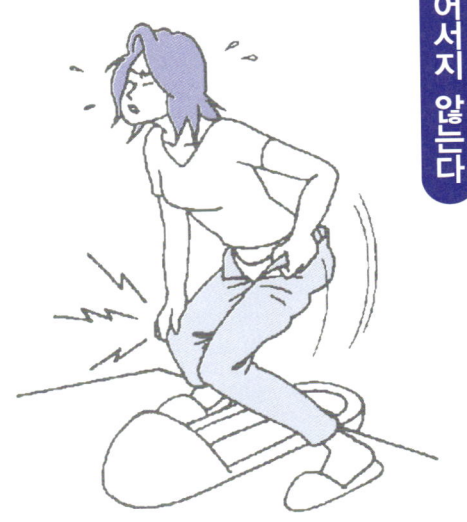

와변기를 좌변기로 바꾼다

와변기에 씌우는 것만으로 좌변기로 만드는 변좌를 시중에서 구할 수 있습니다. 이것이라면 경제적인 부담도 적고 간편하게 화장실을 좌변식으로 바꿀 수 있습니다.

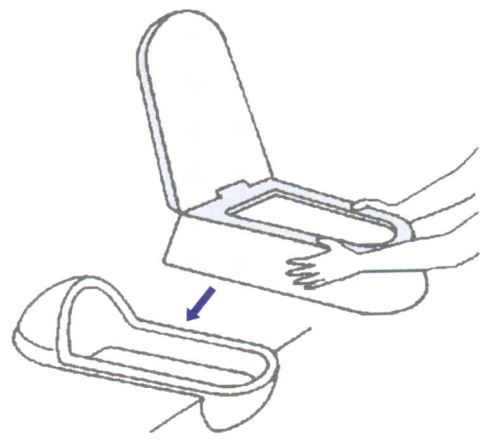

일어설 때는 손을 이용해서

변기에서 일어서는 동작은 스쿼트와 비슷합니다. 전 체중을 두 다리만으로 지탱하게 되어 큰 부담이 갑니다. 가급적 손잡이를 이용하되 없으면 벽을 짚으며 일어서세요.

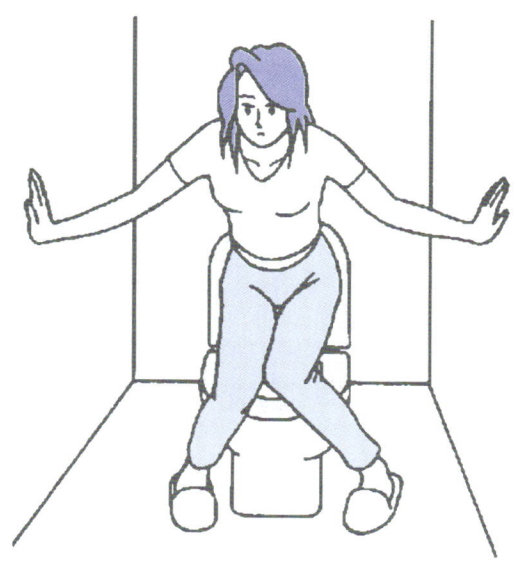

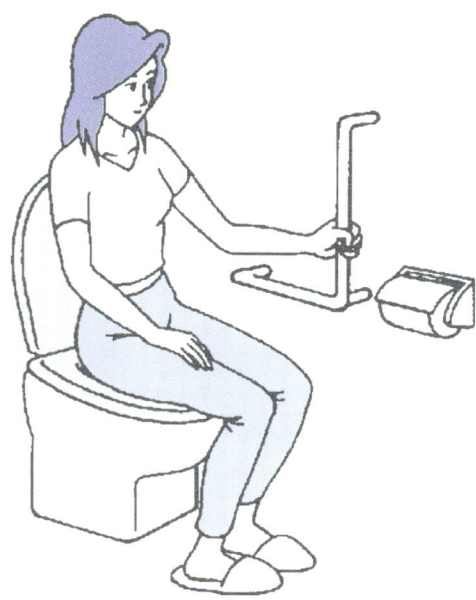

손잡이는 세로 봉이 이상적

손잡이는 사용하는 사람의 체형에 맞지 않으면 의미가 없습니다. 변기에 앉은 채로 손이 닿고, 높이도 앉았을 때 어깨에서 허리 사이의 위치에 있는 것이 최고. 그런 의미에서 L자형 손잡이나 막대 모양의 손잡이를 권합니다.

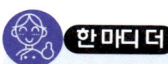 **한마디 더**

손잡이의 소재는 나무가 최적입니다. 금속은 미끄러지기 쉽고 겨울철에는 정전기가 일어나기 쉽기 때문입니다.

무릎을 지키는 일상생활의 요령 5

의자에 앉든가
한쪽 다리를 받침대에

★ 몸단장 할 때 ➡ 서있는 시간을 없앤다 한쪽 다리로

의자에 앉아서 몸단장

일어선 채로 속옷이나 바지를 입으면 반드시 한쪽 다리로 서있어야 되는 시간이 생깁니다. 이때는 전 체중이 무릎에 쏠려 대단히 위험합니다. 의자에 앉아서 채비하면 무릎에 부담이 가지 않습니다.

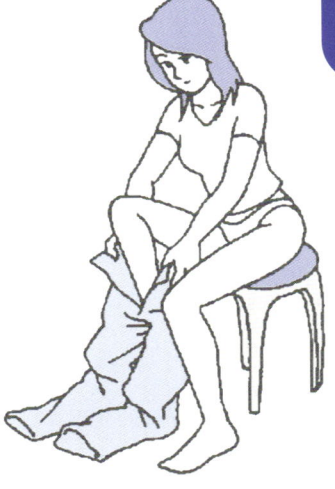

넥타이나 화장도 의자에 앉아서

장시간 서서 하는 동작은 무릎에 부담을 줍니다. 넥타이를 매거나, 소매를 채우거나, 액세서리를 몸에 착용하는 등의 몸단장도 의자에 앉아서 하면 편합니다.

현관에도 의자를 비치해서

몸단장을 할 때 몸을 가장 깊이 수그리는 순간은 신발을 신을 때입니다. 바로 이때야말로 의자를 써야 됩니다. 접이식 의자는 거치적거리지도 않으니 적극 추천할 만합니다.

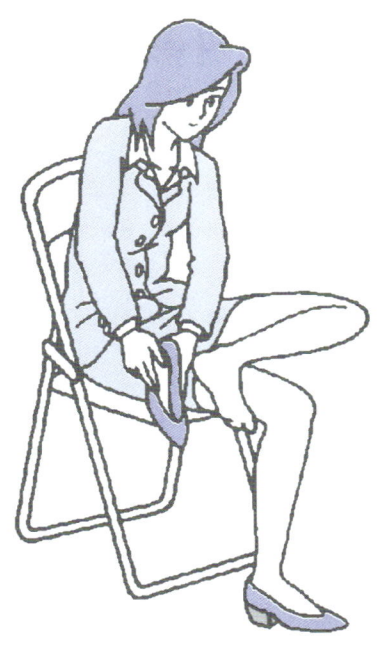

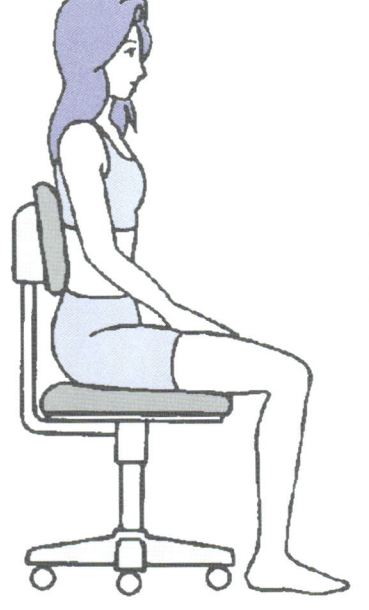

무릎이 편해지는 의자란

무릎이 90°가 되는 높이가 기준치입니다. 앉는 장소의 안길이는 무릎이 90°가 되면서 등받이에 등이 닿는 정도가 적절합니다.

4. 무릎을 지키는 일상생활의 요령 **173**

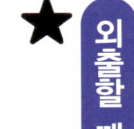

무릎을 지키는 일상생활의 요령 6

오랜 세월 몸에 배어버린 습관을 바로잡는다

★ 외출할 때 → 몸이 냉해지지 않는 복장, 서두르지 않는다

바지를 입거나 내복을

무릎에 통증이 있을 때나 만성화되어 있는 사람은 치마처럼 다리가 드러나는 복장은 권해드릴 수 없습니다. 다리가 냉해지지 않는 바지나 내복을 입어 무릎이 차가워지지 않게 하세요.

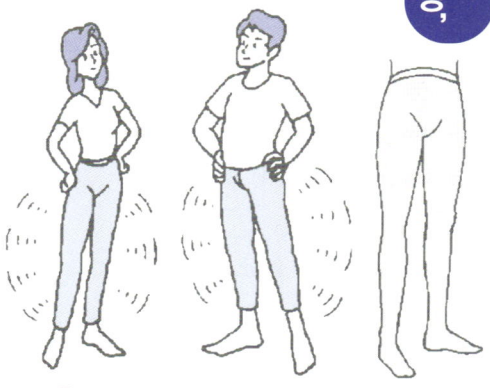

 한마디 더

내복에 자꾸만 저항감이 생기는 분은 보온성 높은 스키용 타이즈를 권장합니다.

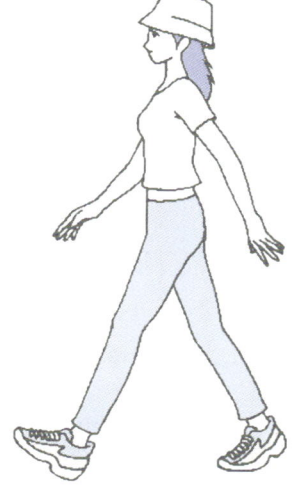

바른 자세로 걷는다

일상생활 속에서 걸을 때도 워킹과 같은 자세로 걷습니다. 다리를 움직이는 방법도 올바른 동작을 익혀두세요. P.126에 자세하게 정리되어 있습니다.

걷기 편한 신발로

걸을 때는 너무 헐렁하지 않고 자신에게 맞는 신발을 신으세요. 신발 고르는 법은 P.127에 정리해 놓았습니다.

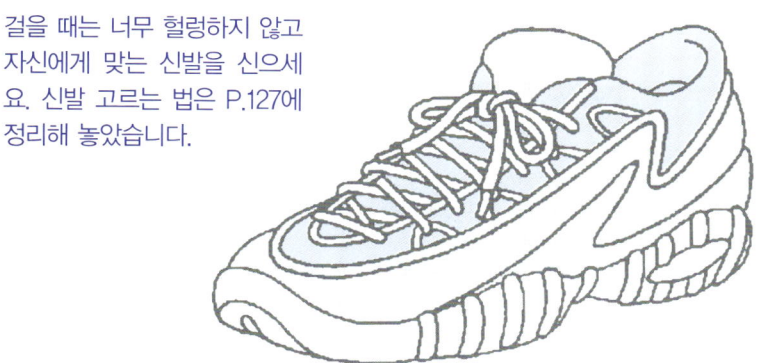

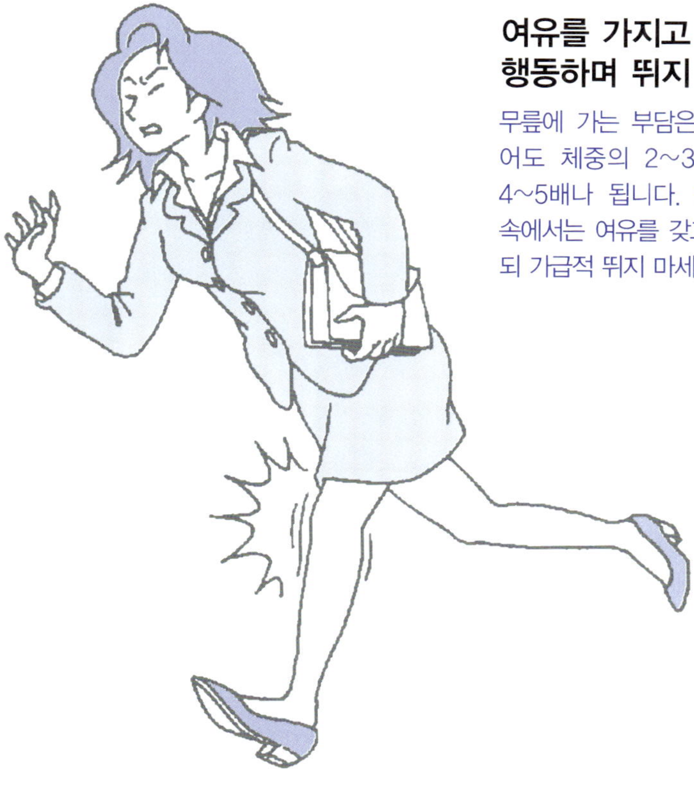

여유를 가지고 행동하며 뛰지 않는다

무릎에 가는 부담은 걷고 있어도 체중의 2~3배, 뛰면 4~5배나 됩니다. 일상생활 속에서는 여유를 갖고 행동하되 가급적 뛰지 마세요.

무릎을 지키는 일상생활의 요령 7

체중을 맡길 수 있는 난간을 활용

★ 계단 오르내리기 ➡ 아픈 쪽 다리에 체중을 너무 싣지 않는다

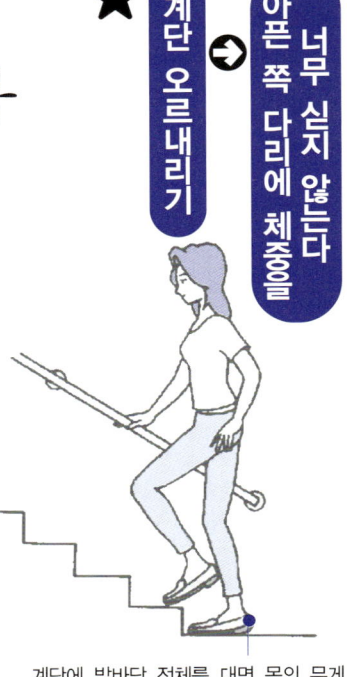

난간이 있으면 반드시 사용한다

통증이 없는 다리를 먼저 움직입니다. 통증이 없는 다리로 한 계단 움직이고, 아픈 쪽 다리를 옆으로 가져오세요. 이것을 반복하며 계단을 올라갑니다.

 한마디 더

계단을 내려갈 때는 먼저 아픈 다리를 한 계단 밑에 내려놓고, 바로 위로 전 체중을 싣는 듯한 느낌으로 내려가세요. 그러면 아픈 다리에 가는 부담이 많이 줄어듭니다.

계단에 발바닥 전체를 대면 몸의 무게가 무릎에 직접 실려 통증이 강해진다. 발꿈치를 약간 뒤로 빼서 계단에 얹지 말아야 통증이 적다.

난간이 없는 계단에서는

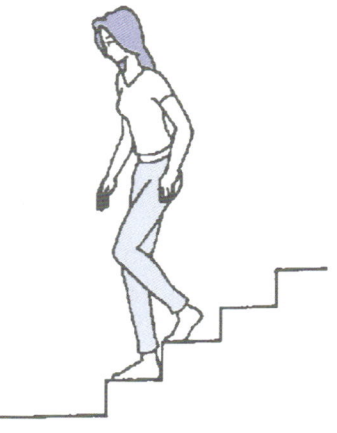

난간이 없는 경우에는 아픈 다리를 한 계단 움직이고, 통증이 없는 다리를 옆으로 가져오세요. 이것을 반복하며 계단을 내려갑니다.

 한마디 더

움직일 수 없는 통증이라면 계단 가장자리로 가서 아픈 다리를 쭉 뻗으며 앉아주세요. 남에게 도움을 요청하는 것이 최선의 방법이지만 도저히 일어설 수 없다면 네 발로 기듯이 올라가세요.

무릎을 지키는 일상생활의 요령 ⑧

지팡이나 카트를 사용하면 걷기 편해진다

★ 걷기 힘들 때 ➡ 자신의 체형에 맞는 물건을

지팡이로 편하게 긴 거리를 걷는다

지팡이를 사용하는 것에 저항감이 있는 분은 아마 많을 것입니다. 하지만 통증을 참으며 계속 걷다보면 보행을 아예 못 하게 될 정도로 무릎이 망가질 우려도 있습니다.

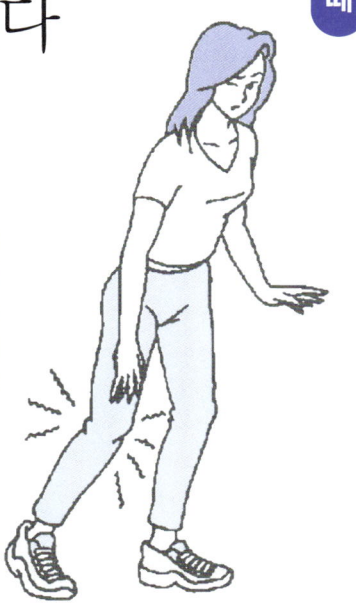

손으로 미는 카트를 이용해서 걷는다

지팡이를 써도 통증이 심해지는 경우나 장을 볼 때는 손으로 미는 카트를 권해드립니다. 체중을 카트가 받쳐주기 때문에 발을 힘차게 구르지 않아도 걸을 수 있습니다.

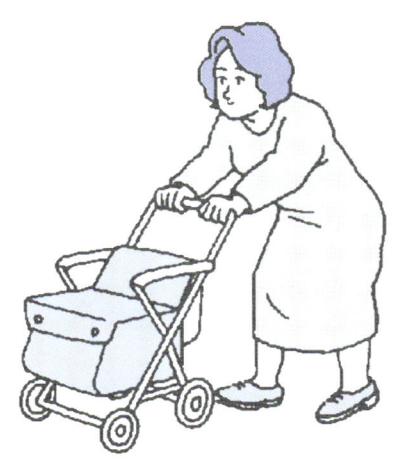

무릎을 지키는 일상생활의 요령 ⑨

의외로 무릎에 좋은 탈거리

자전거 타기 ➡ 안장 조절은 확실하게

속칭 아줌마용 자전거를

무릎에 통증이 있는 경우에도 자전거는 편하게 행동할 수 있는 탈거리입니다. 자전거 타입은 웬만해선 무릎이 깊이 구부러지지 않는 아줌마 자전거를 권해드립니다.

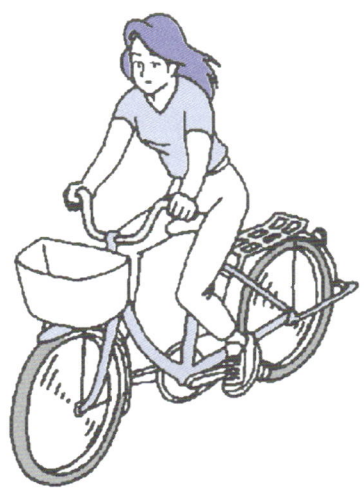

비탈길이 많으면 전동 타입을

비탈길이 많은 지역이라면 전동 타입의 자전거를 권해드립니다. 전동 타입은 자전거 페달을 밟는 보조기능이 딸려있기 때문에 비탈길에서 굳이 전력을 다해 페달을 밟을 필요가 없습니다.

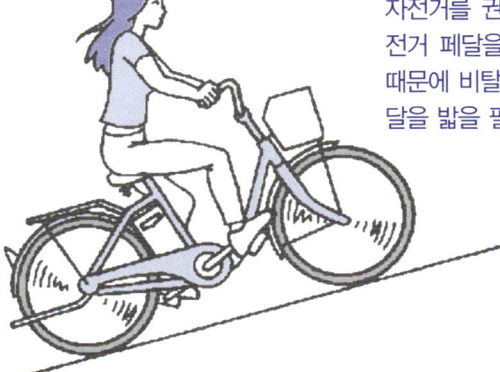

 한마디 더

전동 자전거는 저렴하고 다양한 것들을 국내·외 자전거 판매점 등에서 살 수 있습니다.

무릎을 지키는 일상생활의 요령 ⑩

장시간 하는 동작은 의자에 앉아서 한다 ★

밥 먹을 때 ➡ 정좌는 무릎에 가는 부담이 크다

무릎은 90°가 이상적

의자의 높이는 앉아서 무릎이 90°로 구부러졌을 때 발이 바닥에 닿는 정도가 최적입니다. 90°로 구부러지지 않은 채로 바닥에 발이 닿는 경우는 너무 낮은 것입니다. 반대로 90°로 구부려도 발이 허공에 뜨는 경우는 너무 높은 것입니다.

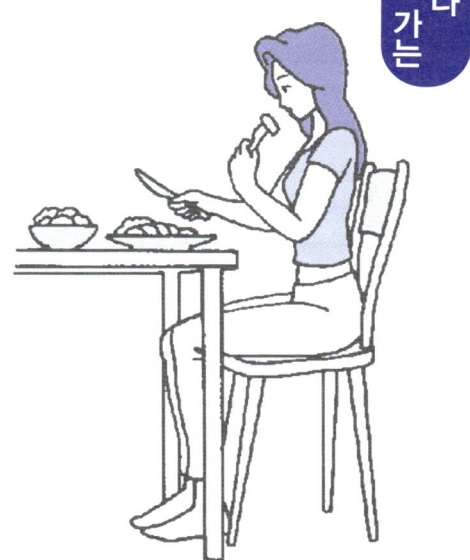

왜 의자인가

의자는 무릎을 90° 정도로밖에 구부릴 수 없기 때문에 무릎을 과하게 구부리는 정좌나 옆으로 비트는 가부좌보다 편하게 앉을 수 있습니다.

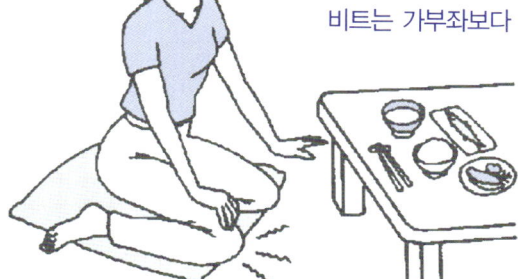

4. 무릎을 지키는 일상생활의 요령

무릎을 지키는 일상생활의 요령 ⑪

실내에서는 미끄럽지 않은 양말이나 덧버선을 신는다

★ 실내에서 신는 신발 → 무릎에 좋지 않다 샌들이나 슬리퍼는

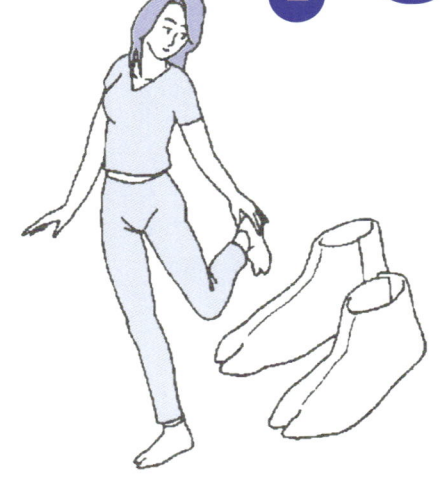

냉증을 막아주는 덧버선

양말이나 덧버선을 신으면 몸이 냉해지지 않습니다. 단, 양말의 경우는 바닥이 미끄럽지 않은 재질로 된 것이어야 됩니다.

 한 마디 더

덧버선에는 발가락 변형을 교정하는 효과도 있습니다.

실내에서 신는 신발

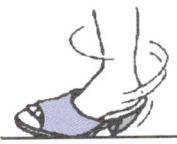

샌들
샌들은 좌우의 밸런스가 무너지기 쉬워 발목이나 무릎이 비틀리기 십상이므로 권해드릴 수 없습니다.

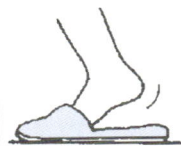

슬리퍼
샌들보다는 안정적이지만 걸으면 발꿈치가 뜨기 때문에 앞뒤로 불안정합니다. 이것도 권해드릴 수 없습니다.

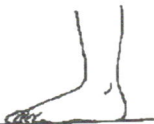

맨발
맨발은 '몸이 냉하지만 않으면…' 이라는 전제 하에서 권해드립니다.

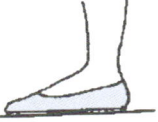

플랫슈즈
발꿈치가 뜨지 않고 보온성도 있으므로 권해드립니다.

무릎을 지키는 일상생활의 요령 12-1

구부정한 자세를 피하고 좌우의 균형을 유지한다

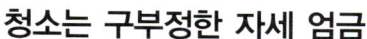

★ 집안일 할 때 ① → 청소할 때

청소는 구부정한 자세 엄금

청소기를 돌릴 때는 자세가 구부정해지지 않도록 연장관을 사용하세요. 또한 늘 한쪽 손으로만 들게 되면 몸이 틀어지므로 몇 분 간격으로 바꿔 드세요.

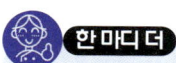 한마디 더

청소기를 새로 장만할 예정이 있다면 허리를 구부리지 않고 돌릴 수 있는 길고 가느다란 타입을 권장합니다.

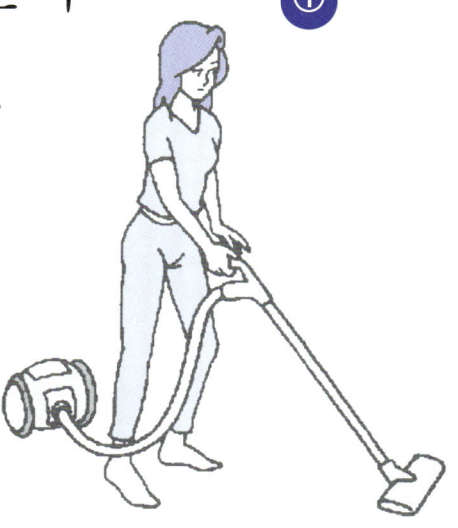

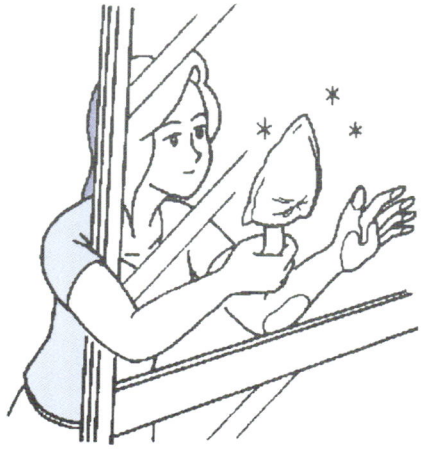

창문 청소는 자루걸레나 전용도구로

창문을 청소할 때는 가급적 구부정하거나 무릎을 꿇는 자세는 취하지 않도록 주의하세요. 몸을 구부리고 체중을 싣는 일이 무릎에 큰 부담이 되기 때문입니다. 이런 때는 배근을 쭉 편 채로 청소할 수 있는 자루걸레나 전용도구를 권합니다.

4. 무릎을 지키는 일상생활의 요령 **181**

무릎을 지키는 일상생활의 요령 12-2

구부정한 자세를 피하고 좌우의 균형을 유지한다

★ 집안일 할 때 ② → 습관에 주의

설거지는 한쪽 다리를 받침대에 얹고

싱크대 앞에 10cm 정도 높이의 받침대를 놓고 그 위에 한쪽 다리를 올리세요. 무릎이 아픈 쪽 다리를 받침대에 올리면 작업이 편해집니다.

빨래를 널 때는 바구니를 받침대 위에 올리고

바구니를 바닥에 놔두면 앉았다 일어났다를 반복해야 됩니다. 허리의 높이를 기준치로 삼아 바구니를 받침대 위에 올려두면 편합니다.

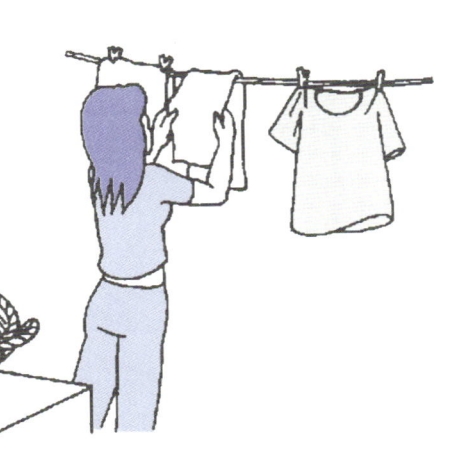

다림질은 의자에 앉아서

서서 하거나 바닥에 앉아서 하면 다리에 계속 부담을 주게 됩니다. 긴 시간 다림질을 할 때는 의자에 앉아서 하고 테이블 위에 다리미판을 올리세요.

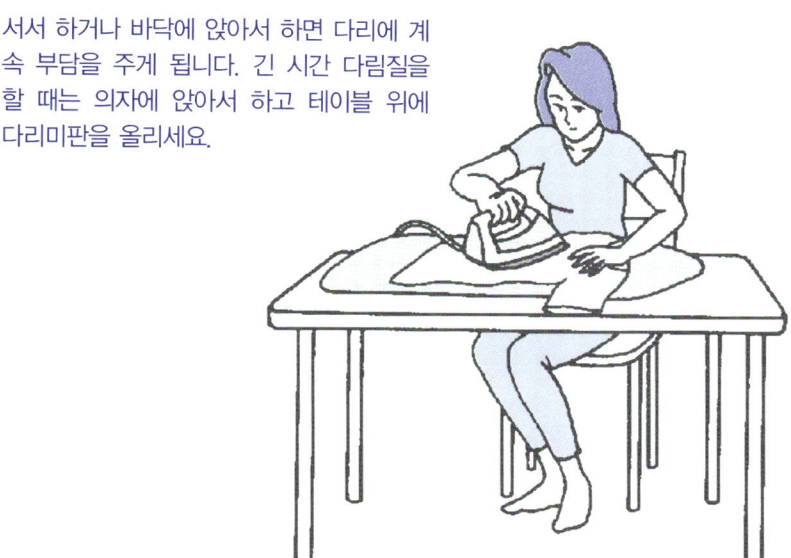

수납은 사용빈도를 생각해서

높은 곳이나 쭈그리지 않으면 뺄 수 없는 장소에는 잘 쓰는 물건을 두지 않도록 유념하세요. 그 중에서도 식기나 청소도구처럼 1년 내내 사용하는 물건은 수납장소를 적절한 위치로 잡으세요.

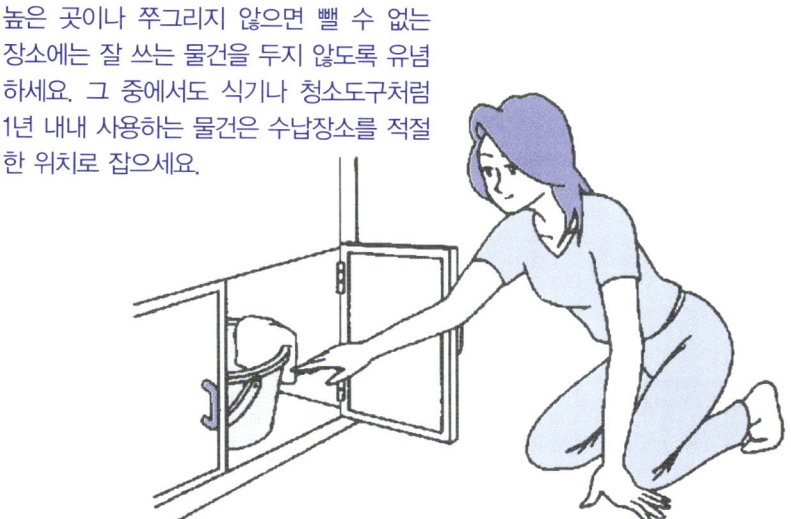

무릎을 지키는 일상생활의 요령 ⑬

구부정한 자세를 피하고 좌우의 균형을 유지한다

★ 습관에 주의 → 물건이나 사람을 들어올릴 때

짐은 양손에 나눠서 든다

쇼핑백 등을 들 때는 몸이 어느 한쪽으로 틀어지지 않도록 2개나 4개의 봉지로 나눠서 좌우의 무게를 균등하게 만든 다음 양손으로 드세요. 배낭을 들고 가는 것도 적극 권장합니다.

아이나 애완동물, 짐은 가까이 다가가서

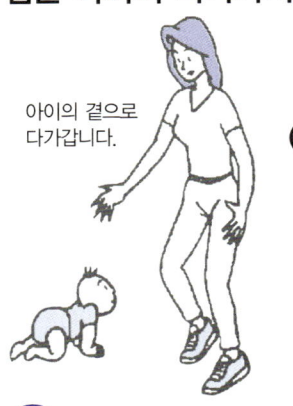

아이의 곁으로 다가갑니다.

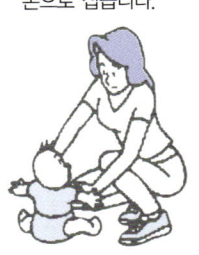

완전히 쭈그리고 앉아 손으로 잡습니다.

샌들이나 슬리퍼는 불안정하고 위험. 운동화 등 발밑이 안정적인 신발을.

다리를 어깨너비 정도로 벌리고 아이가 몸과 가까운 곳을 지나도록 전신의 힘을 이용해 들어 올리세요.

 한마디 더

아이나 애완동물을 오랜만에 만나서 무심결에 예전과 같은 느낌으로 들어 올렸다가 허리를 다치는 분들이 계십니다. 아이나 애완동물은 성장이 빨라 예전과 체중이 달라져 있는 경우가 많으므로 주의하세요.

간호는 침대에서

바닥에 누워있으면 안아서 일으킬 때 무릎으로 몸을 지탱해야 됩니다. 무릎에 통증이 있는 사람에게는 무척 괴로운 자세입니다. 무릎을 거의 구부리지 않아도 되는 침대 간호를 권장합니다.

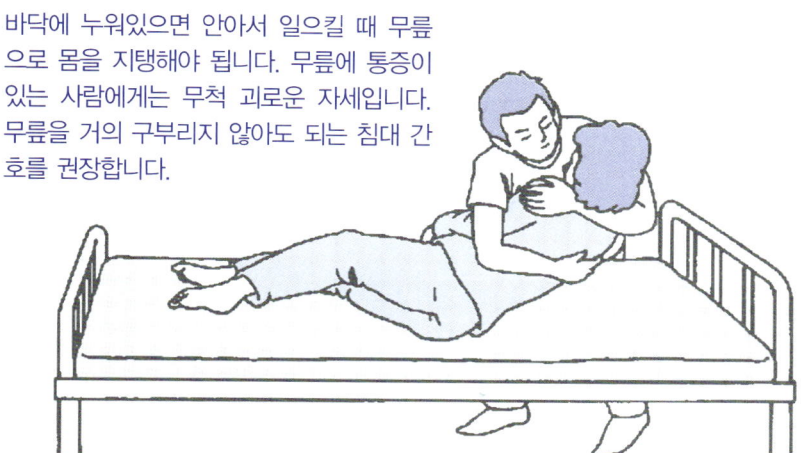

갓난아기와의 외출은 유모차로

갓난아기와 외출할 때는 가급적 유모차를 사용합니다. 아기를 업으면 추를 등에 짊어지고 걷는 것과 마찬가지라서 무릎에 가는 부담이 커집니다. 앞으로 안아도 부담이 가고 장시간 양손이 묶여있는 상태가 되어 위험합니다.

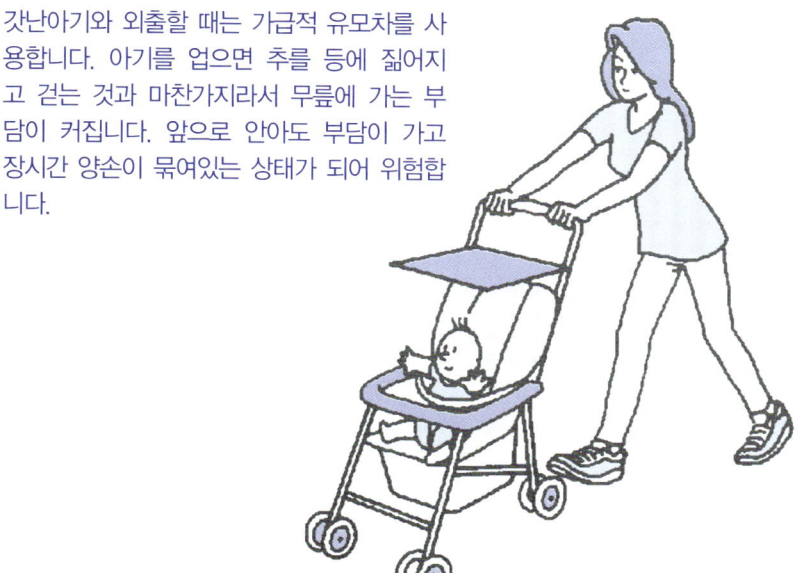

무릎을 지키는 일상생활의 요령 14

따뜻하게 해서 몸의 조직을 부드럽게 풀어준다

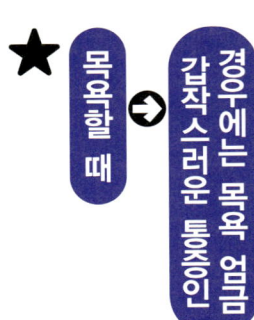

★ 목욕할 때 → 경우에는 목욕 삼가 갑작스러운 통증인

15분 정도는 따뜻하게 해준 다음에 무릎을 움직인다

천천히 욕조에 몸을 담그고, 몸이 훈훈해지면 무릎을 폅니다. 완전히 펴지지 않아도 되므로 조금만이라도 움직이세요.

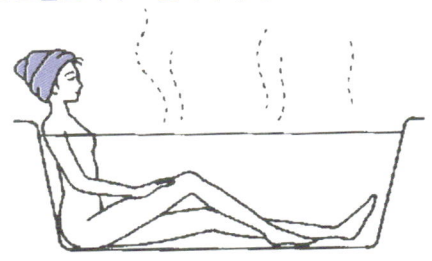

욕실에도 의자를

몸, 특히 하반신을 씻을 때나 샤워로 헹굴 때는 의자에 앉으세요. 앉아서 발이 바닥에 닿았을 때 무릎이 90°가 되는 것이 적절한 높이입니다.

 한마디 더

> 흔히 볼 수 있는 욕실용 의자는 높이가 너무 낮습니다. 무릎이 너무 깊이 구부러지기 때문에 앉기만 해도 아픈 경우가 있습니다. 노송으로 된 충분한 높이의 의자를 종종 보았는데, 이런 타입을 권해드립니다.

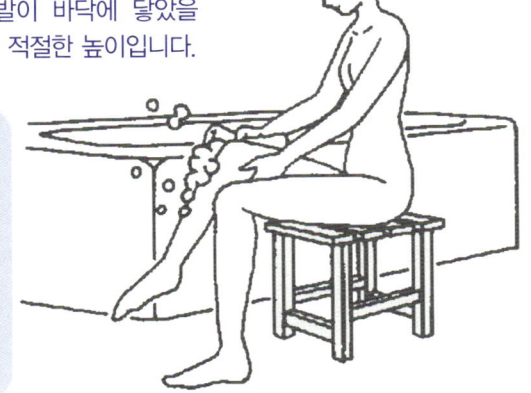

무릎을 지키는 일상생활의 요령 15

준비운동을 하고 자신에게 맞는 도구로

★ 운동이나 마당을 손질할 때 ➡ 무리는 엄금

'왕년에 익힌 솜씨'는 정말로 왕년의 일일 뿐

사전의 준비운동은 흔히 볼 수 있지만, 끝난 후의 회복운동은 소홀히 하기 십상입니다. 몸의 열기가 가시면 사용한 근육을 풀어주세요.

옛날에 했던 스포츠도 몇 년 후면 근력이 떨어져 있게 마련. 무리는 금물.

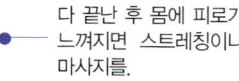
허세를 떨지 말고 도구는 자신의 레벨에 맞는 것을.

여름에는 모자, 겨울에는 두꺼운 옷, 계절에 맞춘 옷차림을.

다 끝난 후 몸에 피로가 느껴지면 스트레칭이나 마사지를.

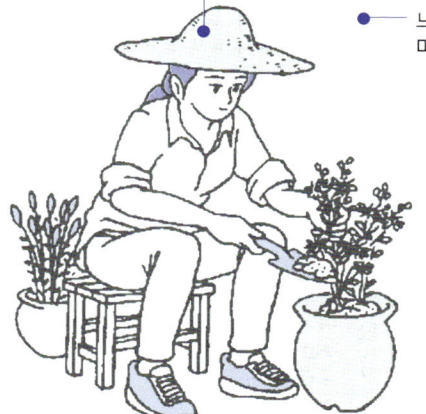

마당 손질은 의자나 받침대에 앉아서

샌들이나 발꿈치가 높은 '조리'는 쭈그리고 앉아있을 때도 무릎에 가는 부담이 커집니다. 자기 집 마당에서도 운동화를 신으세요. 장시간에 걸친 작업이라면 의자나 받침대에 앉아서 무릎을 편하게 해줘야 됩니다.

4. 무릎을 지키는 일상생활의 요령 **187**

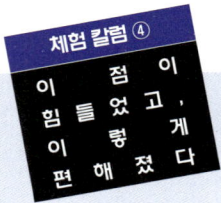
체험 칼럼 ④ 이 점이 힘들었고, 이렇게 편해졌다

누가 뭐래도 식생활은 마음가짐에 달렸다!

　E씨는 50세의 남성. 2년 동안 6kg이나 체중이 증가해서 무릎에 통증이 나타나기 시작했습니다. 날 별로 오른쪽 무릎이 아픈 날과 왼쪽 무릎이 아픈 날이 있었는데 어느 쪽이 됐든 불쾌하긴 매한가지였습니다. 짜증이 나서 부하직원이나 가족들에게 자신도 모르게 까칠한 명령조를 쓰는 일도 잦아졌습니다. 건강검진에서 지방간을 지적당한 적도 있어 체중을 원래대로 돌려놓는 것에 대해 진지한 고민을 하게 되었습니다. 우선 식사일기를 적어 과식이나 과음을 체크. 그리고 식생활을 바로잡았습니다. 2주일이 경과되었을 즈음부터 체중이 조금씩 줄기 시작하더니 3개월 만에 5kg 감량에 성공. 식사제한과 병행해서 무릎통증에 잘 듣는 스트레칭과 근력 강화를 계속했습니다. 그러자 무릎통증은 완치되었고, 오히려 2년 전보다 다리의 힘도 좋아진 것 같습니다. 이제는 사내의 젊은 여성들로부터 '과장님, 살 빠지고 걸음걸이까지 젊어지셨어요'라는 말까지 듣는다는군요.

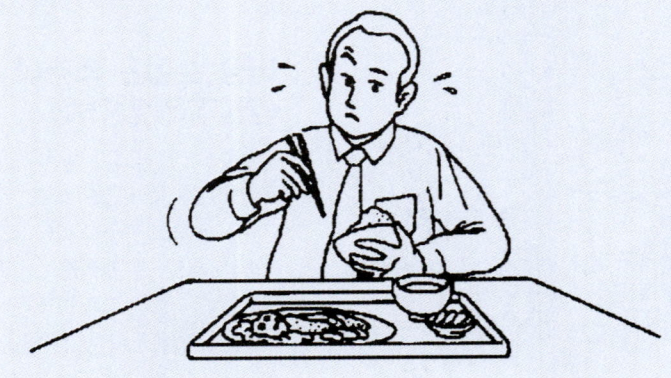

5 무릎통증의 메커니즘

- 이래서 무릎이 아프다
  - 무릎 관절의 변형
  - 인대의 손상
  - 반월판의 손상
  - 다리의 근육 부족
- 이렇게 하면 무릎통증이 낫는다

무릎 통증의 메커니즘 1

이래서 무릎이 아프다
무릎 관절의 변형

건강한 무릎은 틈새가 균등

쿠션이나 연골이 상하지 않은 경우, 뼈와 뼈 사이에는 6~8cm의 균등한 틈새가 있습니다.

일본인은 안쪽이 쉽게 닳는다

쿠션이나 연골이 본래의 기능을 잃게 되면 뼈 사이의 틈새가 사라집니다. 일본인의 경우는 안쪽의 연골이 닳아 O다리가 되기 쉽고, 서구인은 바깥쪽이 쉽게 닳는다는 통계가 있습니다. 골격이나 다리 길이(특히 무릎 밑의 길이)를 원인으로 들 수 있습니다.

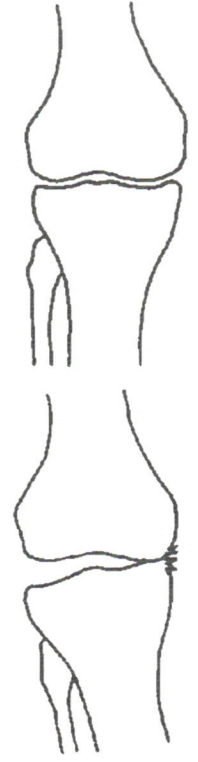

무릎 관절은 허벅지 쪽의 뼈와 종아리 쪽 뼈의 연결점이기도 합니다. 각각의 뼈 끝 부분은 연골이라는 물질로 되어있고, 뼈의 딱딱한 부분이 서로 직접 쓸리지 않도록 보호하고 있습니다. 또한 뼈 사이에는 관절포라는 조직이 있습니다. 이것은 뼈와 뼈가 직접 부딪치지 않도록 보행시의 충격을 완화시켜 주는 쿠션 역할을 합니다.

무릎에 가는 부담이 커지면 쿠션의 탄력성이 떨어지게 됩니다. 그러면 연골들이 서로 빈번하게 쓸립니다. 그 결과, 연골 자체가 닳아서 뼈의 딱딱한 부분이 맞부딪치게 되는 것입니다.

원래 일상생활 속에서 부담이 가기 쉬운 무릎이지만 노화나 비만은 무릎 통증이나 변형을 유발하는 요인이 됩니다. 주위의 근력을 단단히 단련해서 뼈에 가는 무게를 근력으로 지탱해주는 것이 관절 변형을 예방해줍니다.

무릎통증의 메커니즘 2

이래서 무릎이 아프다
인대의 손상

앞·뒤·좌우의 인대와 그 역할

네 방향에서 무릎 관절을 지탱해주고, 각각의 방향으로 밀리거나 지나치게 기우는 것을 막아줍니다.

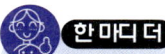 **한마디 더**

인대의 손상은 운동을 할 때 일어나기 쉬운 부상입니다. 이 조직이 상하면 연골이 빨리 닳아서 관절통증도 쉽게 나타납니다.

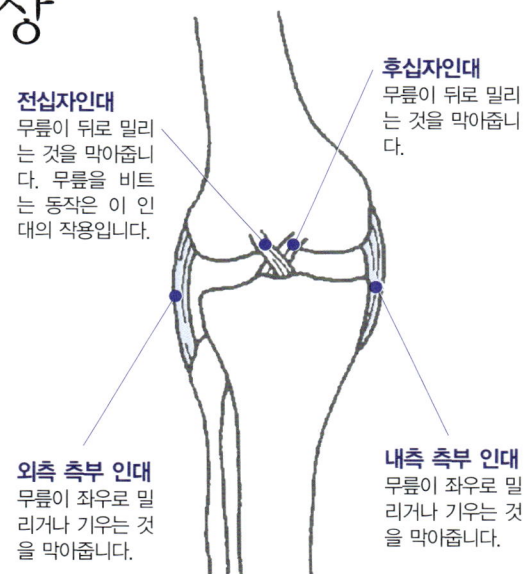

전십자인대
무릎이 뒤로 밀리는 것을 막아줍니다. 무릎을 비트는 동작은 이 인대의 작용입니다.

후십자인대
무릎이 뒤로 밀리는 것을 막아줍니다.

외측 측부 인대
무릎이 좌우로 밀리거나 기우는 것을 막아줍니다.

내측 측부 인대
무릎이 좌우로 밀리거나 기우는 것을 막아줍니다.

　무릎 관절은 앞·뒤·좌우 네 방향에서 인대라는 조직에 의해 지지되어 있습니다. 인대에는 고무 같은 신축성이 있어서 4개의 인대 각각의 신축을 조합시킴으로써 복잡한 동작을 가능케 합니다.

　'인대를 다쳤다'라는 경우에는 고무 같은 신축성이 사라진 케이스와 인대 자체에 균열이 가거나 두 동강 나는 케이스가 있습니다. 인대는 너무 늘어나면 끊어지지 않도록 완전히 늘어나기 전에 수축되는 움직임을 보입니다. 그런데 신축성이 사라지면 이 기능이 약해져서 인대가 너무 늘어난 나머지 뼈들끼리 부자연스럽게 부딪쳐 통증이 발생합니다. 찢어진 경우에는 움직이기도 전에 심한 통증을 느낍니다.

　인대 손상은 운동 등으로 가해진 외력이 그 원인이 되기 쉽습니다. 4개의 인대 중에서는 내측 측부 인대 손상증이 가장 많이 발생합니다.

무릎 통증의 메커니즘 3

이래서 무릎이 아프다
반월판의 손상

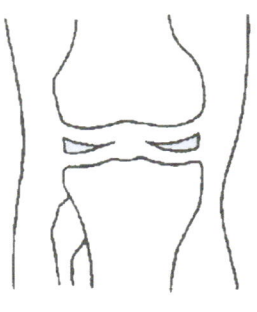

무릎에서 위의 압력을 분산시킨다

반월판은 허벅지 쪽의 뼈와 종아리 쪽 뼈 사이에 있으며 위에서 오는 압력을 분산시키는 역할을 맡고 있습니다. 또한, 무릎을 비틀 때는 뼈들끼리 서로 쓸리지 않고 원활하게 움직이게 해주는 작용을 합니다.

인대로 연결되어 있다

반월판은 인대로 고정되어 있습니다. 인대를 다치면 반월판에도 악영향이 가고, 그 반대의 경우에도 똑같은 일이 벌어집니다. 심지어 뼈에도 영향을 미칩니다. 이처럼 무릎의 조직들은 서로 밀접하게 연계되어 있는 만큼 한 개의 조직이 상하면 다른 조직에도 영향이 가게 됩니다.

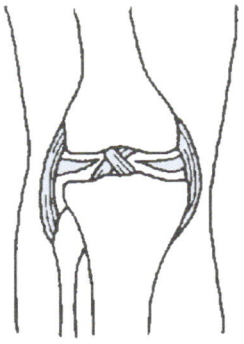

　반월판은 연골의 일종으로 허벅지 쪽의 뼈와 종아리 쪽 뼈 사이에 있습니다. 그 역할은 무릎에 쏟아지는 압력을 분산시키는 것과 관절이 잘 미끄러지게 하는 것입니다. 손상되어 본래의 구실을 못 하게 되면 뼈와 뼈 사이에 끼어버리기 때문에 통증이 발생합니다. 특히 계단을 오르내릴 때처럼 무릎을 구부린 상태에서 체중을 실을 때 심하게 아픕니다.
　반월판에는 재생력이 거의 없기 때문에 한 번 손상되면 원 상태로는 돌아가지 않습니다. 운동이나 노화로 인해 다치는 경우가 많지만 정좌를 너무 많이 해서 일어나는 경우도 있습니다. 무릎을 굽혔다 폈다 하는 동작에 대해서는 비교적 강한 내구성을 갖고 있습니다. 하지만 비틀고 꼬는 회전에는 취약한 구조로 되어있습니다. 그래서 무릎을 비트는 동작이 많은 운동을 하다가 반월판을 다치는 경우가 종종 있습니다.

무릎통증의 메커니즘 ❹

이래서 무릎이 아프다
다리의 근육 부족

무릎을 지탱하는 근육과 그 역할

체중을 떠받친 상태에서 무릎을 구부리고 펴는 일에는 허벅지의 앞뒤 근육이 사용됩니다. 종아리는 체중을 떠받치지 않은 상태에서 구부리고 펴는 일에 사용되는 근육입니다.

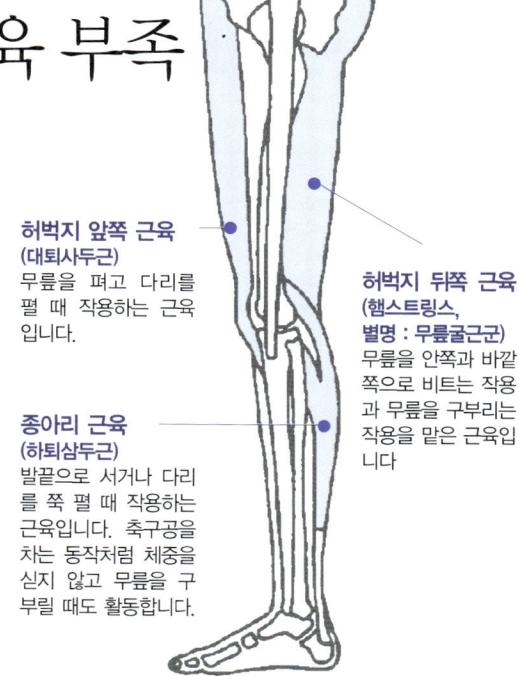

허벅지 앞쪽 근육
(대퇴사두근)
무릎을 펴고 다리를 펼 때 작용하는 근육입니다.

종아리 근육
(하퇴삼두근)
발끝으로 서거나 다리를 쭉 펼 때 작용하는 근육입니다. 축구공을 차는 동작처럼 체중을 싣지 않고 무릎을 구부릴 때도 활동합니다.

허벅지 뒤쪽 근육
(햄스트링스, 별명 : 무릎굴근군)
무릎을 안쪽과 바깥쪽으로 비트는 작용과 무릎을 구부리는 작용을 맡은 근육입니다.

　무릎을 구부리고 펴는 것은 허벅지와 종아리 근육의 활동입니다. 또한 이 근육들은 하나의 자세를 유지하는 작용도 합니다. 그리고 이 모든 자세에 공통적인 것은 '체중을 지탱하며' 일하고 있다는 점입니다.

　근력은 노화와 더불어 점점 약해집니다. 아무런 대책도 취하지 않으면 몸을 지탱할 만한 근력이 사라지게 됩니다. 그러면 온전히 지탱해내지 못한 무게는 무릎 관절에 실립니다. 그 상태가 일상적으로 계속되면 뼈들끼리 서로 부딪치게 되고 통증이 발생합니다.

　특히, 대퇴사두근이 약해지면 무릎을 근육으로 지탱할 수 없게 됩니다. 그러므로 근력 저하는 무릎 관절 자체에 몸의 하중과 동작을 실어버리는 원인이 됩니다.

무릎통증의 메커니즘 5

이렇게 하면 무릎통증이 낫는다

즐길 거리를 만들고 소중히 한다

자신의 즐거움을 찾는 일은 무릎의 통증을 극복해야겠다는 큰 원동력이 됩니다.

 한마디 더

류머티즘이 심해서 일상생활 속에서 보행조차 여의치 않다고 말한 친구가 있었습니다. 그런데, 스키판을 신더니 딴 사람처럼 돌변해 지금은 현역 스키 강사로 일하고 있습니다. 이 모습에 용기를 얻어 류머티즘으로 고민하던 많은 분들이 스키를 시작했습니다.

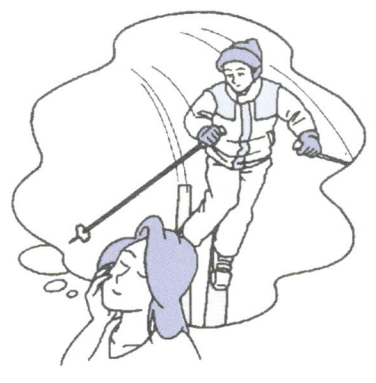

　무릎통증을 치료하려면 '즐길 거리를 갖는다', '적극적으로 움직인다', '다리 근육을 단련한다' 등 이 3가지가 중요합니다. '진통제를 먹고 통증을 무마한다', '움직이면 아프니까 외출하지 않는다' 라는 자세로는 무릎통증을 근본적으로 고칠 수 없습니다. 즐길 거리를 갖는다는 것은 곧 내향적으로 굴지 않는 것. 자신에게 즐거움이 있으면 극복해야겠다는 마음이 생깁니다. '근력 강화를 계속해서라도 통증을 뛰어넘고 말리라' 라는 긍정적인 마음가짐을 소중히 간직하세요. 적극적으로 움직인다는 것은 '아프다' 라는 이유로 움직이는 것을 그만두지 않는 것. 가급적 스스로 움직이고 매일 밖을 돌아다니세요. 움직임으로써 지금 가진 근력을 유지할 수 있습니다. 걷는 것이 너무 힘들다 싶으면 지팡이나 자전거도 이용하세요.

　무릎의 가장 중요한 역할은 체중을 지탱하며 움직이는 것이므로 근육을 단련하는 것은 무릎에 유익합니다. 통증을 가늠해 가면서 조금씩이라도 움직이는 것이 중요합니다.

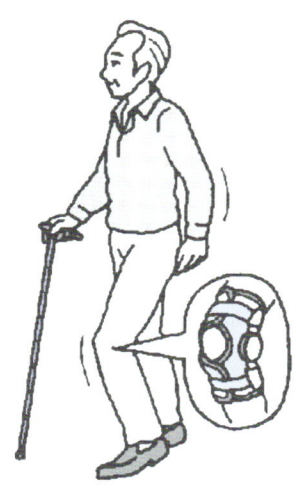

적극적으로 움직이며 현상 타파

'통증을 참으면서까지 움직이고 싶지 않다'라는 기분도 들겠지만 움직이지 않으면 근력이 더 떨어집니다. 키네시오 테이프나 서포터, 지팡이나 카트 등 보조기구를 동원해서라도 움직이세요.

 한마디 더

며칠 전 거리를 걷고 있을 때였습니다. 은색으로 빛나는 지팡이를 짚고 등을 꼿꼿이 편 채 걷는 초로의 남성을 보았습니다. 지팡이 들기를 망설이는 사람은 숱하게 봐왔지만 이 남성은 자신의 패션 도구로 사용하고 있더군요. 실로 '근사한' 만남이었습니다.

근육을 단련해서 10걸음 더

통증이 심한 날 무리하는 것은 금물입니다. 하지만 참을 수 있는 통증이라면 조금이라도 단련해 보세요. 그 노력의 중첩이 걸을 수 있는 거리를 늘려주고 통증을 완화시켜줄 것입니다.

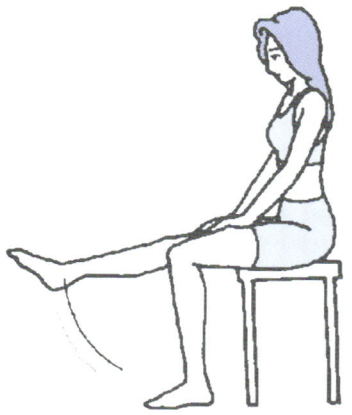

참을 수 없는 통증에는

'통증에 지지 않는 것'이 중요하지만 '참을 수 없는 통증'을 굳이 감내할 필요는 없습니다. 참을 수 없는 통증인 경우에는 약을 먹거나 얼음으로 냉찜질을 해주는 등 통증을 억제하는 처치를 해주세요.

무릎의 통증이 낫는다! 다리가 편해졌다!
굿바이 무릎통증

초판 1쇄 2011년 8월 20일

감　수 후쿠다 치아키
옮긴이 오경화

발행인 강우식
에디터 김종훈
마케팅 박창석 · 박관호
경영지원 이창대
디자인 김숙연
표지 일러스트 진아라
인쇄 대일문화사

펴낸곳 ㈜코리아하우스콘텐츠
주소 경기도 파주시 교하읍 문발리 535-7 세종출판벤처타운 B05호
구입문의 031-955-1057~8
내용문의 031-955-1057~8
FAX 031-955-1059
홈페이지 http://cafe.naver.com/koreahousecafe
등록 제406-2010-000058호

ISBN 978-89-93769-57-9 13510

값 10,000원

* 이 책은 ㈜코리아하우스콘텐츠가 저작권자와의 계약에 따라 발행한 것이므로 책의 내용을 이용하려면 반드시 저작권자와 본사의 서면 허락을 받아야 합니다.
* 잘못된 책은 구입처에서 바꾸어 드립니다.